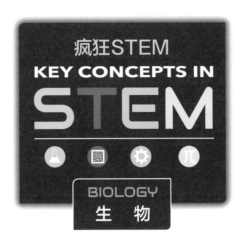

疯狂STEM
KEY CONCEPTS IN
STEM

BIOLOGY
生 物

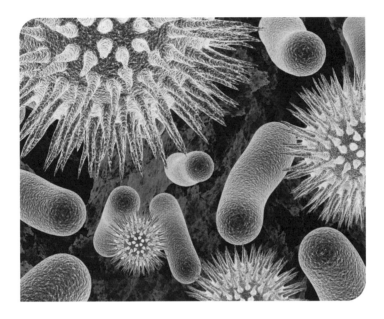

进 化
EVOLUTION

U0281169

英国 Brown Bear Books　著

朱明原　译

尹玉峰　审校

電子工業出版社
Publishing House of Electronics Industry
北京 • BEIJING

Original Title: BIOLOGY: EVOLUTION

Copyright © 2020 Brown Bear Books Ltd

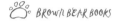

Devised and produced by Brown Bear Books Ltd,

Unit 1/D, Leroy House, 436 Essex Road, London

N1 3QP, United Kingdom

Chinese Simplified Character rights arranged through Media Solutions Ltd Tokyo

Japan (info@mediasolutions.jp)

版权贸易合同登记号　图字：01-2021-6688

图书在版编目（CIP）数据

进化／英国 Brown Bear Books 著；朱明原译 . —北京：电子工业出版社，2022.9
（疯狂 STEM. 生物）
ISBN 978-7-121-42741-1

Ⅰ . ①进…　Ⅱ . ①英…　②朱…　Ⅲ . ①生物－进化－青少年读物　Ⅳ . ①Q11-49

中国版本图书馆 CIP 数据核字（2022）第 038623 号

审图号：GS 京（2022）0457 号
本书插图系原文插图。

责任编辑：郭景瑶
文字编辑：刘　晓
特约编辑：陈利军
印　　刷：北京利丰雅高长城印刷有限公司
装　　订：北京利丰雅高长城印刷有限公司
出版发行：电子工业出版社
　　　　　北京市海淀区万寿路 173 信箱　　邮编：100036
开　　本：787×1092　1/16　印张：20　字数：608 千字
版　　次：2022 年 9 月第 1 版
印　　次：2022 年 9 月第 1 次印刷
定　　价：188.00 元（全 5 册）

　　凡所购买电子工业出版社图书有缺损问题，请向购买书店调换。若书店售缺，请与本社发行部联系，联系及邮购电话：（010）88254888，88258888。
　　质量投诉请发邮件至 zlts@phei.com.cn，盗版侵权举报请发邮件至 dbqq@phei.com.cn。
　　本书咨询联系方式：（010）88254210，influence@phei.com.cn，微信号：yingxianglibook。

"疯狂 STEM" 丛书简介

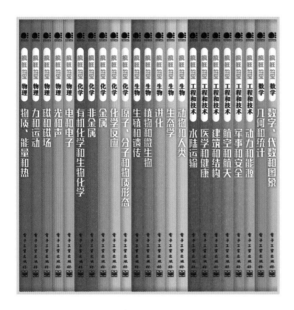

　　STEM 是科学（Science）、技术（Technology）、工程（Engineering）、数学（Mathematics）四门学科英文首字母的缩写。STEM 教育就是将科学、技术、工程和数学进行跨学科融合，让孩子们通过项目探究和动手实践，以富有创造性的方式进行学习。

　　本丛书立足 STEM 教育理念，从五个主要领域（物理、化学、生物、工程和技术、数学）出发，探索 23 个子领域，努力做到全方位、多学科的知识融会贯通，培养孩子们的科学素养，提升孩子们实际动手和解决问题的能力，将科学和理性融于生活。

　　从神秘的物质世界、奇妙的化学元素、不可思议的微观粒子、令人震撼的生命体到浩瀚的宇宙、唯美的数学、日新月异的技术……本丛书带领孩子们穿越人类认知的历史，沿着时间轴，用科学的眼光看待一切，了解我们赖以生存的世界是如何运转的。

　　本丛书精美的文字、易读的文风、丰富的信息图、珍贵的照片，让孩子们仿佛置身于浩瀚的科学图书馆。小到小学生，大到高中生，这套书会伴随孩子们成长。

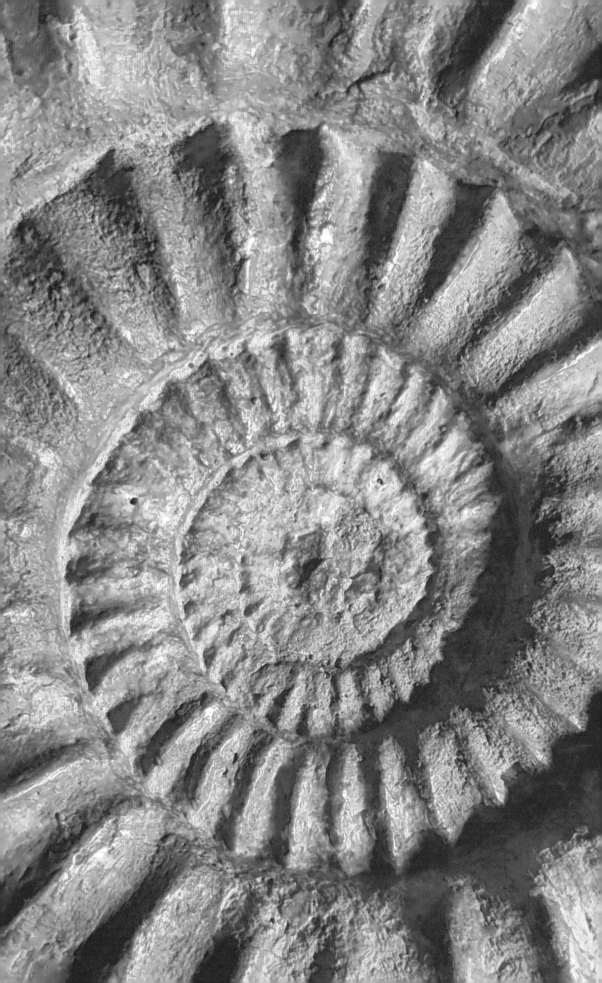

什么是进化

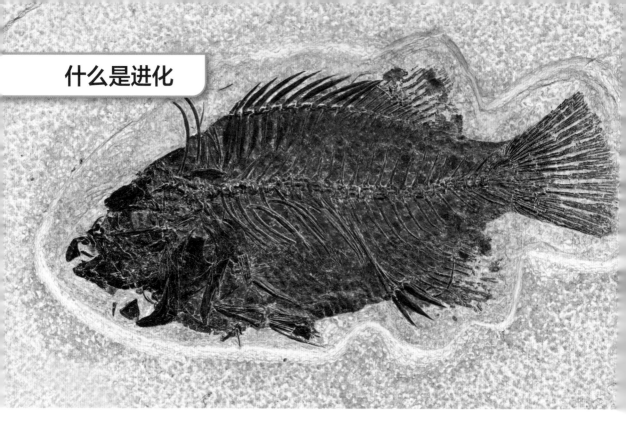

进化是生物随着时间进行改变的过程。生物学家研究进化以弄清生物是如何在上千年的岁月中改变的。

生物在漫长的岁月里因为适应环境的需要而改变。生物学家把这个过程称为"进化"。尽管现在进化论已经被人们广泛接受，但在它最初被提出时却是十分轰动的，因为它挑战了长久以来关于地球上生命起源的宗教观点。

1859年，英国博物学家查尔斯·达尔文（1809－1882年）出版的著作《物种起源》彻底改变了人们对生物学的认知。达尔文认为，一种被称为"自然选择"的过程可以解释生物的多样性。在自然界中，很多个体无法存活到成年，某些特定的个体因为自身比其他个体更具优势而得以存活。更能适应生存环境的个体能更成功地繁殖并将自身的优势传递给下一代。自然选择的过程恰恰是进化的驱动力。尽管达尔文的主张在当时引发了争议，但如今已有充足的证据

进化生物学家从如上图所示的古化石中获取支持进化论的证据，以理解生命是如何进化的。

证明他是对的。化石显示了诸如马这样的生物随着时间进化的过程。对于脱氧核糖核酸（DNA）的研究表明，不同的物种可能有相同的祖先，这也进一步支持了进化论。

自然发生

在达尔文之前也有很多人尝试用各种理论去解释自然界中物种的多样性，其中一个被人们广泛接受的理论就是自然发生理论。该理论认为物种起源于像腐烂的有机物这样的物质。蛆和老鼠都是从看似没有生命的环境中产生的，这说明生命可以做到无中生有。

19世纪初，法国博物学家让·巴蒂斯特·拉马克（1744－1829年）提出，新的物种可能起源于已经存在的物种。他认为，亲本在生命周期中获得的有利性状可以传递给后代。他的这套理论被称为"拉马克学说"。

拉马克还提出，环境的改变会引起生物对身体结构需求的改变。这种需求上的改变可能会基于使用频率使相应的身体结构变大或变小。拉马克的观点在他生前一直被攻击，并且在之后被证明的确是错误的。现如今，拉马克主要因为他错误的理论而被人们提起，但现在质疑拉马克的生物学家实际上有事后诸葛亮之嫌。拉马克本人其实是一位

绵羊的筛选

为了弄明白筛选是如何完成的，你们可以想象一个农夫拥有一群绵羊，其中有一半绵羊是白色的，另一半是黑色的。因为白色的羊毛比黑色的更受欢迎，所以农夫只会选择白色的绵羊来进行繁殖。因为颜色是可以遗传的，所以他的羊群在不久的将来会以白色绵羊为主。

然而，有一群绵羊跑进了当地的森林。它们唯一的天敌——狼会在夜晚狩猎。狼经常会捕捉较为显眼的白色绵羊。不久之后，逃出来的羊群就会逐渐变成以黑色绵羊为主。这种筛选被称为"自然选择"，与之前农夫的人为选择不同。

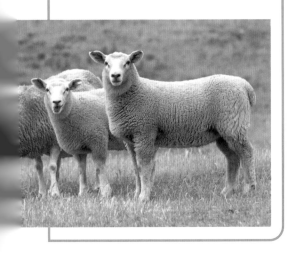

科学词汇

脱氧核糖核酸：由4种脱氧核糖核苷酸经磷酸二酯键连接而成的长链聚合物，是遗传信息的载体。

进化：生物群体在较长的时间里发生改变的过程。

拉马克学说：一种已经过时了的生物进化理论。拉马克学说提出，物种母体的特性会根据它们在生命中的使用情况而改变，并且这种改变可以遗传给下一代。

自然发生：一种较为古老的理论，认为生物是从无生命物质中直接产生的。

杰出的博物学家，并在动物学领域有很多重要的发现。

宗教和进化

达尔文的理论与当时的宗教教义是相悖的。《圣经》里说是上帝创造了地球及世间万物。教义与生物进化理论之间的争论到现在仍然在持续。那些相信地球上所有的生命都是由全能的神创造的，而不是进化而来的人，被称为"特创论者"，他们并不接受进化论。

研究进化

现今，研究进化过程的生物学方法多种多样。群体遗传学家主要研究影响遗传的不同因素；古生物学家专注于化石和其他证据，研究生物在几百万年前是如何进化的；生态学家则着重研究生物与它们生存环境之间的关系，以及这种关系是如何影响进化过程的；生物学家通过解读不同的证据来研究不同物种之间可能存在的进化学关系。

进化的证据

地球上每个生物的每一个性状都在暗示着进化的发生。科学研究中的相关证据，尤其是那些遗传学中发现的证据，十分有力地证明了进化的真实性。因此，现在几乎所有的生物学家都已经接受了生物进化理论。

查尔斯·达尔文依托于自然选择的进化论是相对简单的。这个世界充满了支持进化论的证据，这些证据包含上百万年前生存的生物的化石，以及现在正在发生的致病细菌的快速突变。

化石提供的证据

化石是已经死去很久的生物在岩石中留下的痕迹。科学家从很久以前就开始收集并解读化石。

在 19 世纪以前，化石被认为是《圣经》中记载的大洪水遗留下来的痕迹或者是独角兽、巨人身体的一部分。到了 19 世纪早期，科学家开始意识到，很多已经变为化石的生物在地球上并不存在，他们同时也注意到，有些化石和现有生物很像，但并不完

岩石中的证据

石灰石之类的沉积岩是由被称为"地层"的沉积物质堆叠而成的。地理学家的研究表明，新地层总是处于老地层的上方，除非地层出现弯曲或折叠的情况。这个发现为生物学家追踪不同时期化石中发生的变化提供了帮助。卷嘴蛎是一种在 1900 万年到 3000 万年前生存在浅海海底的软体动物。早期的卷嘴蛎的壳（1）是扁平的。随着海底淤泥的增加，卷嘴蛎不断进化来提升自己尾部的位置。通过数个中间阶段（2，3），扁平的卷嘴蛎进化出了卷曲的壳（4），它的这种性状通常被称为"魔鬼的脚趾"。

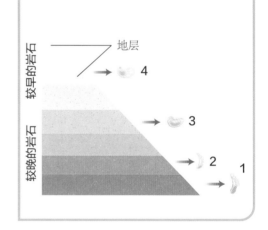

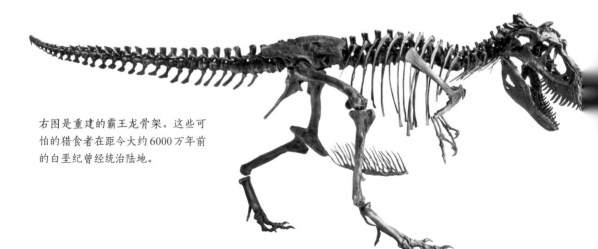

右图是重建的霸王龙骨架。这些可怕的猎食者在距今大约 6000 万年前的白垩纪曾经统治陆地。

化石是如何形成的

化石是数百万年前死去的生物保存下来的痕迹，痕迹包括生物的脚印。化石的形成需要几个步骤（见右图）。死去生物的骨骼及其他较硬的部位会被矿物质逐渐取代。

1 一只恐龙在一条较大的河流岸边死去。

2 这只恐龙很快被泥浆及沙石覆盖。

3 沉积物质被不断挤压，形成岩石。矿物质深入岩石中，替代了埋于岩石中的恐龙的骨骼和牙齿。

4 数百万年之后，古生物学家除去表面的石头，里面的恐龙化石就显露了出来。

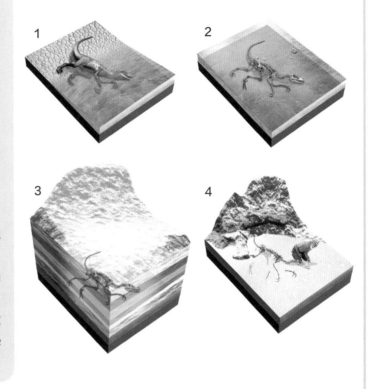

全相同，这个证据暗示了它们有可能是现存生物的祖先。地理学家意识到有些包含化石的岩石已经存在了上百万年。上面提到的这些证据都和《圣经》中的教义背道而驰，尽管当时宗教教义完全主宰着人们的思想。

古生物学家可以追踪在上百万年的时间里生命是如何从一个物种进化为另一个物种的。比如，距今5500万年前的始祖马生活在北美洲的树林中，是现代马早期的近亲。始祖马体型较小，和狗相差不多，每一只脚上都有五个脚趾。在之后数百万年的时

进化的速度

科学家关于生物进化发生的快慢程度争论不休。一些科学家在观察化石后认为，生物的改变或进化是一个较为稳定的过程。还有一些人则认为"间断平衡"理论更为准确。这种理论认为，在较长的时间里生物不会改变或者仅发生较少的改变，但在之后较短的时间里会出现非常迅速的改变。由于化石记录尚不完备，因此双方中的任何一方都无法在争论中取得决定性的胜利。

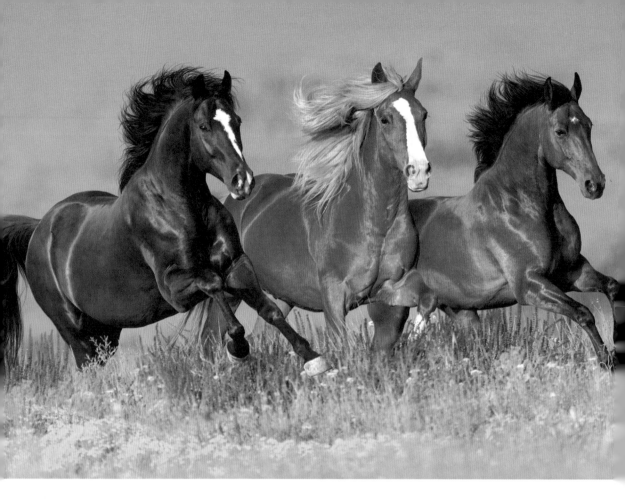

间里，像始祖马这样的生物不断进化，体型增大且失去四个脚趾仅剩下一个。这样的改变使得它们可以跑得更快。马的进化路线并不是一条简单的直线，而更像一个四处蔓延的灌木丛。现代马和它们的近亲一起形成了它们进化的一个分支。岩石中的种种迹象同样可以帮助科学家了解当时的地理环境，比如，当时的气候是炎热的还是寒冷的，湿润的还是干燥的。所以，他们可以通过化石来了解生物在时间的长河里如何改变自身来适应环境的重大变化。

分离和进化

世界的不同地方存在一些相似但又不完全相同的生物。比如，南美洲的美洲豹、非洲的狮子及亚洲的老虎，它们都是大型猫科动物，但颜色和花纹不同，是相互独立的物种。尽管它们都是从相同的祖先进化而来

经过数百万年的进化，马从最初小型的森林动物，进化成现在适应广阔草原环境的强壮的大型动物。

的，但在数百万年的时间里，这些大型猫科动物已逐渐适应它们不同的生存环境。

对于有些生物来说，进化的模式就不那么清晰了。举例来说，世界各地生存着许多不会飞的大型鸟类，如南美洲的美洲驼、非洲的鸵鸟及澳大利亚的鸸鹋。它们被认为有共同的祖先，但它们的进化路线却不像大型猫科动物那样明显。还有一些动物长相类似，但其实祖先并不相同，且进化路线也完全不同。这种现象被称为"趋同进化"。比如，鲸和鱼类都有流线型的身体和强壮的尾部，便于它们在水中自由游动。尽管有这些相似点，但从进化学上说，鲸和鱼类离得很远，它们只是采取了类似的方式来适应水中的生活和应对水中活动的挑战。

宗教信仰

对于很多基督徒来说，《圣经》中包含了可以使信徒与上帝更为接近的信息。《圣经》本身是一种对历史发生事件的解释，其中的故事只是寓言，而非真实的历史；对于这些信徒来说，进化理论不会引起什么问题。然而，对于另一些基督徒来说，《圣经》就是文字记述的真理，是上帝言语的直接呈现。一些基督教神学家使用《圣经》中的证据计算出地球是在公元前4004年被创造出来的，上帝同时也创造出了所有的动物和植物，进化不可能发生，因为上帝已经创造了完美的生物。在他们的观点中，化石就是那些没有进入诺亚方舟的动物的遗骸。这种理论被称为"特创论"，并且有很强大的支持者，某些学校里甚至不允许教授进化理论。

在移动的大陆

科学家知道所有大陆在过去是连在一起的，只是在后来几百万年的时间里逐渐分开了。这解释了为什么生物群体会出现分离的现象，并且分离后的生物群体会根据它们不同的生存环境以不同的方式进化。

孤立的进化解释了有袋哺乳动物的地理分布。有袋哺乳动物包括考拉、袋鼠和袋熊，它们会将自己的后代携带于身体的小袋中。有袋哺乳动物曾经遍布世界各地，但是，当胎盘类哺乳动物（让后代在母亲身体内发育的哺乳动物）出现后，有袋哺乳动物在北半球逐渐被取代。不过，由于当时地球南边的大陆已经和其他的大陆分离，所以有袋哺乳动物可以在没有挑战的情况下继续在南美洲、澳洲和南极洲持续进化。

有袋哺乳动物和竞争

当南极洲大陆不断向南极靠近并逐渐被冰封时，生活在南极洲的有袋哺乳动物消失了。尽管一些胎盘类哺乳动物，如灵长类，曾经跨越大海到达了南美洲，但直到大约两百万年前，有袋哺乳动物仍然在南美洲处于主导地位。

这之后，南美洲和北美洲再次相连，胎盘类哺乳动物向南进发，只有少数有袋哺乳动物，如负鼠，在这次物种输入中存活了下来。然而，在澳大利亚和新几内亚，在人类出现之前，有袋哺乳动物一直免于和胎盘类哺乳动物的竞争。

解剖学是对生物体结构的研究。动物解剖学家专注于研究动物体内的骨骼、肌

驼鸟是在非洲稀树草原上生存的一种大型的不会飞的鸟。在其他地方，如南美洲，也生存着类似的生物——美洲驼。美洲驼同样也失去了飞行的能力。这些物种之间的关系到目前为止仍不明确。

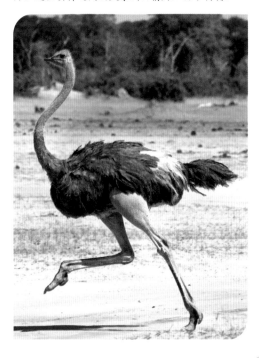

肉、器官的形状及组合方式。生物学家会通过对比不同物种的解剖学结构来判断它们之间的亲缘关系。两个物种之间的结构相似度越高，它们拥有同一个祖先的可能性就越大。举例来说，所有的脊椎动物都有同一个祖先。脊椎动物的种类繁多，包括鱼类、两栖动物、爬行动物、哺乳动物及鸟类。这么多的种类说明脊椎动物的共同祖先生活的时间距今十分遥远，大约在数亿年前。相对应的，猿类（长臂猿、黑猩猩、红毛猩猩、大猩猩及人类）之间的相似度就比较高。猿类一般来说都会使用双脚站立，有较大的大脑和相对扁平的面部。这样高的相似度也表明它们共同的祖先生活的时间相对较晚。生物学家认为猿类共同的祖先应该生活在距今约1500万年。

但是，有的时候，因为趋同进化，我

考拉之类的有袋哺乳动物主要分布于澳大利亚和新几内亚，但它们曾经遍布全世界。

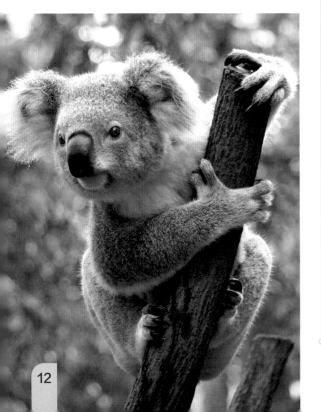

和细菌做斗争

细菌是微生物，它们会导致很多疾病的发生，包括肺结核和霍乱。20世纪中期，科学家开始研发一系列被称为"抗生素"的药物，这些药物可以在不威胁病人生命的情况下杀死危险的细菌。细菌繁殖得非常快，可以在一天的时间里繁殖很多代。自然选择可以迅速加强细菌的适应性来帮助它们对抗新的药物，而这样的突变可以在细菌中快速地传播。结核病的耐药株在某些区域已经成为一个非常严重的问题。细菌的突变就是一例发生在我们身边的进化。细菌进化对于人类的健康来说十分危险。

们可能会发现一些造成谬误的相似性。在很长的一段时间里，人们都认为新大陆和旧大陆中的秃鹫是同一物种的不同分支，因为它们长得非常相似。然而，遗传学研究表明，这种观点是错误的。两种秃鹫的生活习性比较相似，因而进化出了类似的特征：它们都会在空中飞翔来寻找地面上的食物，然后利用其强壮的喙来撕扯猎物，它们的头部和颈部没有羽毛，以避免羽毛沾满鲜血。实际上，新大陆上的秃鹫，如美洲兀鹰，是鹰类和雕类的近亲。

很多动物有一些几乎没有功能的身体结构。这些身体结构被称为"残留结构"。它们是那些曾经有用的身体结构的残留物。举例来说，鲸没有后腿骨，它们的盆骨也不再用于移动。对于陆地脊椎动物来说，后腿骨与盆骨相联合，都在脊椎的下方。鲸体内的微小盆骨证明，它们是由曾经在陆地上生活且利用四条腿行走的哺乳动物进化而来

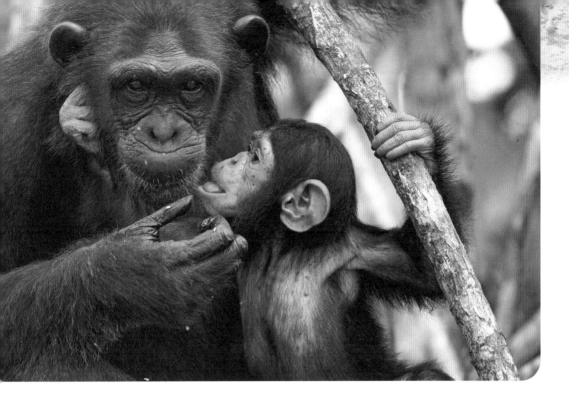

DNA 研究的证据表明，黑猩猩跟我们的亲缘关系最近。

的。蟒蛇之类的蛇体内有一对小爪子，它们是后腿的残留结构。和完全退化的残留结构不同，这对小爪子在蛇交配时仍然能发挥作用。这些爪子表明蛇类起源于四足祖先。它们在进化的某个特定历史阶段，主要在地下穴居，所以它们并不需要腿，因而在进化过程中失去了腿部结构。后来，它们又恢复到地面上捕食的生活方式。

另一个残留结构的例子就是人类的尾骨。人并没有尾巴，但的确有尾巴的残留结构。尾巴曾经帮助我们的祖先在树枝间荡来荡去。很多时候你并不会注意到这个尾巴的残留结构，但如果你从高处落下，并正好在着地时撞到了脊椎的尾部，此时你就会感觉这个部位剧烈疼痛。这个部位的骨头就是尾骨。

遗传学的证据

解剖学中关于进化的证据被遗传学进一步证实。通过研究 DNA（每个个体中携带遗传信息的分子），科学家可以了解两个物种有多亲密，以及它们共同的祖先大约生存的时间。举例来说，人类和黑猩猩的基因有大约 98% 的相似度。生物学家据此认为，我们与黑猩猩的共同祖先应该生活在距今大约 500 万年前。

科学词汇

解剖学： 研究生物的身体结构及组成的科学。

抗生素： 可以杀死细菌的药物。

特创论： 又被称为"神创论"，认为所有生物都是由上帝创造的而不是进化而来的理论。

地质学家： 研究岩石的科学家。

间断平衡： 一种认为生物的进化是跳跃与停滞相间的理论，即认为生物会在长时间里保持形态不变，但会在特定的短时间里出现快速改变，两种阶段交替发生。

残留结构： 一种变得多余，或者和原始功能截然不同的器官或者结构。

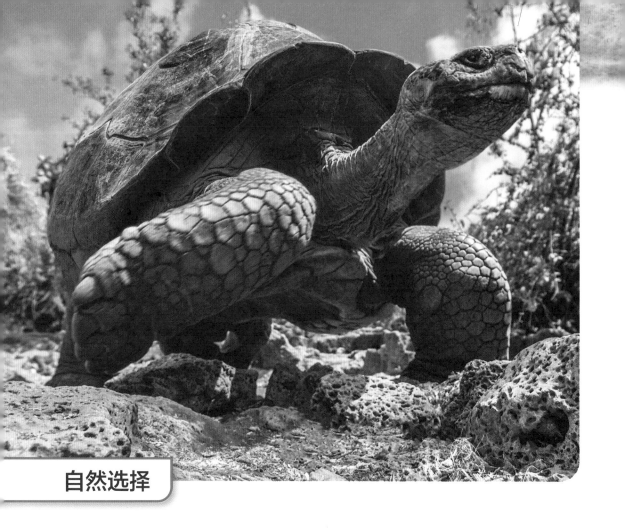

自然选择

进化是由自然选择推动的。这个过程可以使那些能够帮助物种适应环境并存活的改变，在整个种群中扩散开来。

在任何一个物种的种群（在一个区域内生存的相同物种组成的群体）中，总有一些个体可以更好地生存并在繁衍后代上占据优势，并且这些个体的后代也能够更好地生存，这个现象被称为"自然选择"。自然选择是进化背后的动力之一。进化通常是指一群生命体在很长的时间里发生改变的过程。早期的生物学家已经提出了物种可能会改变的观点。英国博物学家查尔斯·达尔文是第一个明白进化发生原因的生物学家。他通过对藤壶和鸽子等不同群体的观察，搞清楚了自然选择是如何发生的。

当查尔斯·达尔文到达加拉帕戈斯群岛的时候，那里有超过15种象龟。现在，有几种象龟已经灭绝，剩下的10到12种也处于灭绝的危险中。

贝格尔号上的发现

1831年，达尔文跟随英国"贝格尔号"考察船出发。在航行期间，达尔文观察沿途的动植物，并且逐渐对当时自然学界广泛接受的观点——物种不会随着时间而改变——产生了质疑。当到达距离南美洲海岸线1000千米的加拉帕戈斯群岛时，达尔文仔细观察了当地的各种象龟。他发现，不同岛屿上的龟各不相同，并且都有独特的身体特征。达尔文意识到，这些龟可能有着生存在距今不远时期的共同祖先，但因为小岛之间的隔离而进化成了不同的样子。他知道，对于如人类和龟这样进行有性生殖

（通过精子和卵子的结合）的物种来说，后代往往与父母长相不同。但是，这些细小的差异能否产生一个全新的物种呢？地球是否存在了足够长的时间来保证这些改变的发生呢？

在加拉帕戈斯群岛停留期间，达尔文也观察了雀类。他发现，长相类似但属于不同物种的雀类有着差异极大的喙。达尔文写道："人们可能会真的为此感到惊奇……同一个物种在大自然的力量下可以分化出多种不同的形态。"对雀类的研究帮助达尔文完成了他的自然选择理论。他意识到，雀类因为进食不同的食物而进化出了不同的形态，最终成为不同的物种。

在达尔文不断思考这些问题的时候，英国地理学家查尔斯·莱尔（1797－1875 年）提出，地球存在的时间要比人们普遍认为的长得多。地球存在的时间长到足够极端复杂的生物通过进化的方式出现。这个重要的信息帮助达尔文进一步完善了他的自然选择理论。

达尔文用了大约 20 年的时间收集证据来证明自己的观点。他最终被迫将自己的结

拉马克和长脖子

法国博物学家让·巴斯蒂特·拉马克是最早一批开始思考进化理论的科学家之一。他认为，生物对于某个身体结构的使用或者废弃决定了这个结构是否会被传递给下一代。有用的结构会传递下去，无用的则会丢失。举例来说，长颈鹿的脖子会在一生之中不断地拉长，以够到更高树枝上的树叶。拉马克的想法听上去就像某种常识，然而却被之后的生物学家否决了。

自然分化

内华达山脉中的白皮松有两种形态。在条件较为恶劣的高海拔区域，它们会长成低矮的灌木，而在海拔较低、坡度较缓且有遮蔽物的山坡上，它们则会长成高大的乔木。目前形成的两种类型的松树可以相互杂交，但得到的松树杂种（由高大乔木和矮小灌木一起培育出的后代）在适应性上既不如高大乔木，也不如矮小灌木。白皮松的故事也是一个自然选择的实例。

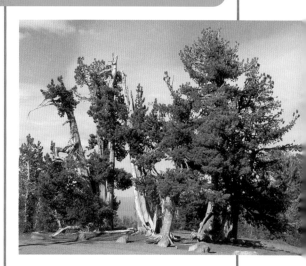

树木在寒冷的气候下通常不会长得很高，这是因为冻土会阻碍根部向下生长。此外，接近地面还能够保护树木免于受冻。

论发表，是因为另一位英国博物学家阿尔弗雷德·罗素·华莱士（1823－1913 年）也已经独立地发现了类似的结论。1859 年，达尔文的《物种起源》最终出版。他在书中提出，既然实际产生的生物个体数目要超过实际存活的生物个体数目，那么一定存在着持续的生存压力。能够更好地适应生存环境的生物更有可能存活下来，所以那些拥有可以让自身更具优势的特征的个体，相对于其他

孟德尔和豌豆

奥地利神父格雷戈尔·孟德尔是19世纪最为杰出和重要的生物学家之一。孟德尔使用豌豆作为研究对象，研究花色之类的简单性状。他发现，豌豆的亲本可以将遗传因子（现在被称为"基因"）传递给它们的下一代，每一个亲本可以传递一半。孟德尔还意识到，他可以利用数学方法来预测下一代豌豆中某些性状出现的比例。

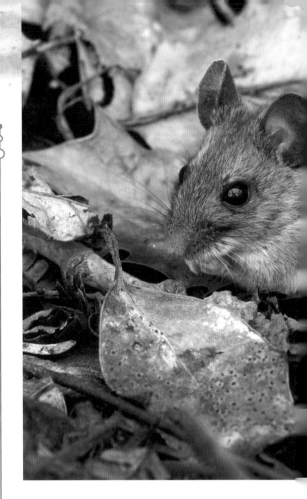

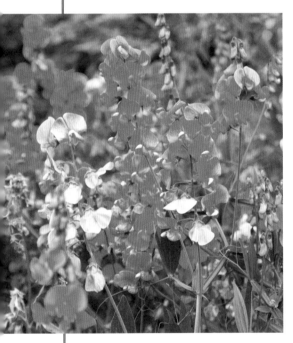

孟德尔选择豌豆植株作为他的研究对象，是因为它们具有相对较短的繁殖周期，以及花色差异十分明显的特征。

个体来说，就更容易存活下来。如果这种对环境的适应能力可以被遗传，那么群体中与这些优势个体类似的后代的比例就会持续增大。不过，有一个问题达尔文无法解决，那就是他无法解释这些特征是如何世代相传的。

达尔文的问题

达尔文提出，遗传的特征会出现混合的情况，就像油漆混合在一起一样。他的反对者则提出，如果他说的是真的，那么好的变化会很快被稀释掉。达尔文的这个观点最终被证明是错误的。尽管格雷戈尔·孟德尔的研究在达尔文死后很多年里一直被生物学家忽略，但他的研究成功阐述了遗传的机理。

生物学家同样花了很长时间才接受种群随着时间在自然选择的作用下进化的观点。他们同时也接受了物种可以从另一个物种分化而来的观点。进化理论是建立在化石研究、生物地理学（研究世界上不同生物生

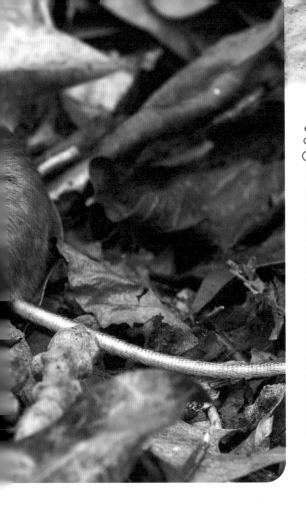

小鼠的繁殖速度很快，它们在一生的时间里会生下很多幼崽。如此高的生育率对于小鼠的生存有着重要的意义，因为在众多捕食者的威胁下，小鼠的生命周期很短。

存环境的学说），以及对生物发育和结构的研究上的。最近这些年，这些理论得到了分子生物学和遗传学的进一步证明。

产生的后代数量远超需要

一只雌性小鼠每年可以生育两次，每次产出大约 6 只幼崽。想象一下，如果这只小鼠的后代全部存活，而新小鼠也以相同的速度繁殖，同时产生的后代也全部存活的话，那么仅仅 10 年的时间，一只小鼠就可以产出超过 600 亿只后代，这个世界很快就会被小鼠"占领"。然而，这种情况并不会发生，因为小鼠有很多天敌。

小试牛刀

适者生存

这个简单实验展示了自然选择的工作原理。准备大约 20 个豌豆大小的球状面团。用食用色素将一半的面团涂成红色，另一半涂成绿色。把所有面团放在一张绿色的纸上，然后放到喂鸟器中，观察会发生什么。

鸟类通常会先找到并吃掉那些红色的面团。这是因为在绿纸的背景下红色面团更为显眼，而绿色面团则和背景色较为相似。因此，这些绿色面团在鸟类喂食过程中可以更好地保存下来，因为它们被吃掉的概率较低。

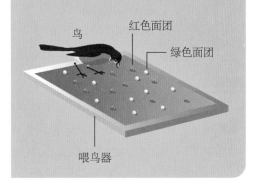

适者生存

尽管达尔文自己并没有这样归纳，但"适者生存"是对他的想法最简单明了的总结。适应性是指生物适应环境并在其中存活的能力。然而，如果一个生物个体无法产出同样可以生存并繁殖的后代，那些对自身生存有利的改变就不会被传递下去。所以，适应性其实可以用存活到成年的后代个体数量来量化。

变异的来源

可以遗传的变异是自然选择过程的原始材料，这一点现在被人们普遍接受。更重要的是，生物学家现在明白了这些变异是如何在生物体内发生的，以及这些变异是如何传递给下一代的。突变是 DNA 在复制过程中发生的微小改变，这种改变往往发生在后代出生之前。突变作为 DNA 复制中的错误，是变异的主要来源。大部分突变是没有价值的，但有一些对个体的生存有所帮助。

突变的发生是随机的，并且和生物生存的环境无关。然而，从进化学的角度来看，突变又是至关重要的。因为在较长的时间里不断积累的突变可以导致新物种的出现。

选择和颜色

尽管看上去并不相同，但黑豹和豹子或美洲豹都属于同一物种。为了了解它们的

形态和功能

有些时候，生物形态上的改变可以体现出明显的功能改变，比如，鲸鱼和海豹的四肢进化成鳍状肢，而鳍状肢要比它们祖先所拥有的适于陆地生存的四肢更能帮助它们在水中移动。像这样的形态改变可能要花费数亿年的时间才能完成。

形态差异，生物学家开始研究它们的基因是如何遗传的。幼崽只有在从父母那里各得到一个黑色皮毛基因的情况下才会成为黑豹。尽管这样的概率较低，但是试想，如果黑色皮毛对于生存有利，黑豹的数量就会在自然选择的作用下不断增加。随着时间的推移，拥有正常毛发的豹子及美洲豹的数量就会相应减少。

特定生态位的适应性

没有一种生物可以在地球的所有地方生存，每一种生物都以不同的方式适应着它们自身的生态位（在生态系统中自身的栖息地或角色）。大部分适应性有着遗传学的基础，并且可以传递给下一代。然而，有些动物会有一些行为上的适应性，比如，猕猴会在吃稻米之前把稻米清洗干净。这种行为是通过学习的方式在种群中代代相传的，这是一种非遗传性的适应性。了解这些适应性背后的机理可以帮助我们更好地研究那些古老

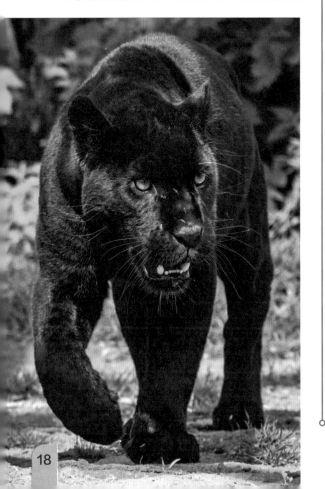

黑豹其实就是有着黑色皮毛的豹子或者美洲豹。相同物种中肤色或毛皮颜色更深的个体被称为"黑化个体"。

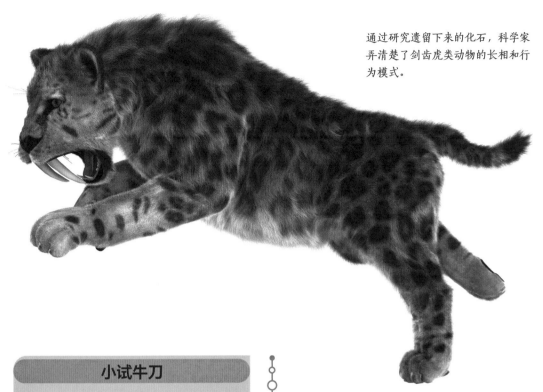

通过研究遗留下来的化石，科学家弄清楚了剑齿虎类动物的长相和行为模式。

小试牛刀

猫的适应性

　　如果你正好有一只宠物猫，不妨来研究研究它，观察一下那些为了捕食所形成的适应性。你可以看到猫有着十分尖锐的牙齿。这是因为猫是肉食动物，会捕抓并杀死猎物。猫还可以收回自己的爪子。这种适应性使得它在尾随猎物时能够做到悄无声息。它们也可以从脚掌中伸出爪子来抓住猎物。

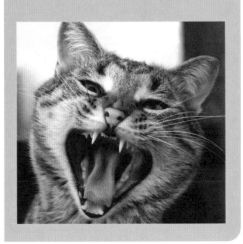

生物的长相和行为模式。比如，通过观察它们的骨骼，生物学家明白了在1.1万年前灭绝的剑齿虎类动物是如何捕食它们的猎物的。其中一种拥有弯刀般的牙齿，被称为"似剑齿虎"，它们有着较长的四肢和较短的犬齿，通常会捕猎较为小型的猎物，如羚羊。还有一种被称为"刃齿虎"，有着较为短小但更强壮的四肢，犬齿格外长，可以利用强壮的四肢跳跃，同时用它们的长牙攻击不同的猎物。

　　剑齿虎类动物是完美的伏击者。它们利用自己的牙齿在猎物的喉部或腹部制造一个巨大的、带有极大破坏性的伤口。受到致命伤的猎物很快会因为失血过多而死掉。通过这样的方式，剑齿虎类动物可以成功猎杀体型较大的动物。

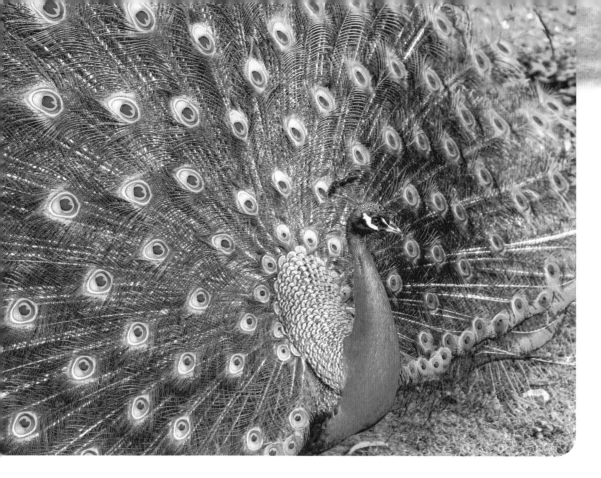

生理适应性

有些适应性，如冬眠，涉及生物体内的代谢（能量供给）过程。蝙蝠等动物会通过冬眠来度过寒冷且食物匮乏的冬季，它们会在秋天的时候囤积脂肪，然后在冬天进入冬眠（不再活跃）状态。

在冬眠过程中，它们的体温会下降，心跳会变慢，对能量的需求也会显著降低。它们会在第二年春天醒来，迅速去寻找食物来补充脂肪，为接下来的繁育做好准备。

多样性的原因

如果一小群生物迁徙到了一个新的区域，针对新环境的适应性会通过自然选择的方式进行。随着时间的推移，分离出来的种群与原始种群的差异会不断增大，直至新的种群被归类为新的物种。自然选择就是通过这样的方式推动地球上千姿百态的物种产生的。

雄性孔雀展开亮丽的尾羽，向雌性孔雀传递它可以繁衍出健康后代的信息。

不断更新的达尔文主义

20世纪，生物学家对达尔文自然选择理论进行了些许微调，他们用其他生物领

奇妙的尾羽

雄性孔雀的尾羽并不能帮助它们存活，相反，还有可能是生存的障碍，因为尾羽增加了孔雀被捕食的可能。然而，孔雀的尾羽之所以会这样进化，是因为雌性孔雀更偏爱拥有最大、最亮丽尾羽的雄性孔雀。这种情况被称为"性选择"。拥有最好看尾羽的雄性孔雀会拥有最多的后代。性选择推动了性别二态性（雄性与雌性长相不同）的出现，而性别二态性对于很多物种来说非常重要。

选择造成的灾难

　　经历了上千代的演变，雄性爱尔兰麋鹿进化出了巨大的鹿角，这可能是由雌性爱尔兰麋鹿的性选择所致的。雌性麋鹿会选择拥有最大鹿角的雄性麋鹿来进行繁殖，从而在种群的进化过程中使雄鹿的鹿角越来越大。这个现象在如今的一些鹿群中仍然可以看到。

　　然而，这样的演变却导致了爱尔兰麋鹿的最终灭绝。在麋鹿生存的上一个冰河时期末期，植物的种类发生了巨大变化，使得麋鹿越来越难以获得足够的食物来维持自身鹿角的生长。直到大约7500年前，爱尔兰麋鹿最终灭绝了。

一些雄鹿的巨大鹿角被视为力量的象征，从而帮助它们吸引雌性。

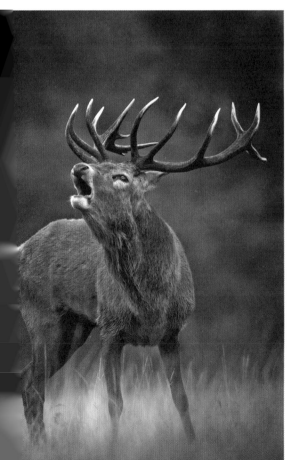

域取得的研究进展来改进自然选择理论。改进后的理论被称为"新达尔文主义"。

　　新达尔文主义接受了"进化是确实存在的且是由自然选择决定的"这一理论，整合了遗传学中如突变的重要性等发现，同时承认在自然选择之外，还存在其他像遗传漂变这样的因素，影响着进化的方向。我们知道，达尔文观点的核心已经能够解释地球上诸多生命存在的原因，但科学家仍然在努力改进他的理论，不断将新发现的证据和成果整合进去。

科学词汇

生物地理学： 研究生物有机体过去和现在的地理分布的学科。

适应性： 生物对所处生态环境的适应能力，是反映生物与环境适合程度的指标。

遗传漂变： 遗传多样性的随机缺失。这种现象在小的生物种群或是岛内的生物种群中尤其重要。

杂种： 由两种不同物种的个体杂交形成的年轻个体。

生态位： 每个物种在群落中的空间和时间上所占据的位置及其与相关种群之间的功能关系与作用。

性别二态性： 同一个物种雄性与雌性个体在形态学上的差异。

亚种： 物种的进一步细分；物种中的某些种群可能与其他种群存在颜色差异或其他一系列差异，但这些种群之间仍然可以交配并繁衍下一代。

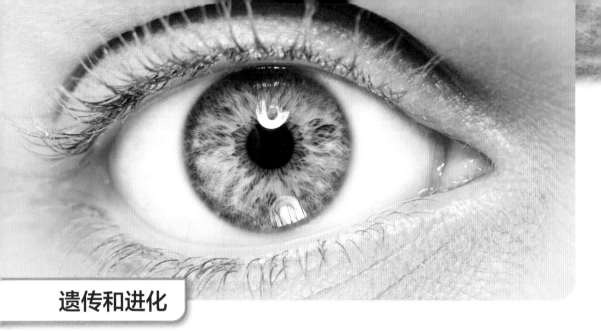

遗传和进化

达尔文时代以来，生物学家一直在研究基因是如何影响自然界中发生的变异和进化的。

尽管生物学家已经发现进化可以通过自然选择的方式进行，但自然选择并不是物种伴随时间发生改变的唯一原因。进化也有可能是由种群中遗传物质的随机改变造成的。这个过程被称为"遗传漂变"。新的基因可能会因为种群迁徙到其他区域而在群体中传播。对于进化本身来说，必然存在引起变异的遗传学基础，这样在一代生物个体中发生的改变才能传递给下一代。

在达尔文时代，特征世代相传的机理尚不清晰。即使是发现生物特征遗传方式的格雷戈尔·孟德尔，在当时也只能把那些决定因素称为"遗传颗粒"。这些所谓的"遗传颗粒"其实就是基因。基因提供了细胞各方面发育的信息。

基因是由脱氧核糖核酸，也就是DNA组成的，可以由父母传递给他们的下一代，然后再继续向下传递。通过这样的方式，基因完成了世代相传。长而卷曲的DNA链被称为"染色体"，染色体包含了一系列基因。在动物和植物中，染色体几乎存在于它们所有细胞的细胞核中。

人类瞳孔的颜色由至少15个基因控制。由多个基因控制的身体特征被称为"多基因性状"。

直到19世纪末期，人们发现了减数分裂。减数分裂产生生殖细胞（精子和卵子）。生殖细胞中染色体数目只有正常体细胞的一半。然而，直到20世纪早期，生物学家才意识到变异是由基因决定的。

科学词汇

等位基因： 在一对同源染色体的同一位置上控制着相对性状的基因。

染色体： 遗传信息的载体，由DNA、蛋白质和少量RNA构成。

基因库： 一个种群中全部个体所含有的全部基因的集合。

激素： 生物体内控制各种生命过程的化学分子。

减数分裂： 性细胞的一种分裂方式。分裂时，细胞连续分裂两次，但染色体只复制一次。

小试牛刀

了解变异

测量一下班级中同学们的身高，并且向上或向下取整到最接近的英寸数，然后根据你的测量结果绘制柱形图。底部的 X 轴以 2 英寸（5 厘米）为单位进行分组。每组中的同学数量决定了该组长方形的高度。你画出来的图应该跟图 1 类似。身高在矮个同学和高个同学之间的改变较为平滑（见图 2），这种现象被称为"连续变异"。

图 1 显示的形状（如红线所示）被称为"正态分布"。你可以继续测量同学们其他的身体特征，如体重或手臂长度，然后画出相应的图。这些图的形状还是正态分布吗？还是会倾斜到某一边呢？

变异并不常常都是连续的，能够将舌头卷成一个圈的能力就不是连续的。你要么可以完成这个动作，要么不可以（见图 3）。另一个不连续的特征就是血型。人类只有 A、B、AB、O 四种血型，而没有中间血型。

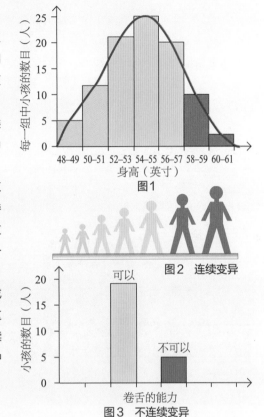

图1

图2 连续变异

图3 不连续变异

变异的类型

基因使我们成为现在的样子。它们控制了细胞的发育和功能。你体内细胞中的每一个基因都由一对等位基因组成，其中一个来自你的父亲，另一个来自你的母亲。等位基因主要有两种，分别是显性基因和隐性基因。显性基因是无论另一个等位基因是什么，都能始终表达出本基因相应性状的基因；若生物体中控制相对性状的一对等位基因，只有在都是隐性时才会发挥作用，那么该对等位基因就是隐性基因。同时，很多生物体特征是由多个而非单个基因决定的。

有些生物体特征被称为"多基因性

孟德尔和达尔文

没有证据显示达尔文曾经看到过孟德尔的研究成果。达尔文关于遗传的观点是基于特征的混合，而非孟德尔所认为的"遗传颗粒"。这一点恰恰就是达尔文自然选择理论的最大缺陷。因为混合会导致所有的变异最终消失。达尔文无法解释他理论中的这一部分，因为当时并没有人知道，DNA 或者基因是控制生物性状世代相传的决定因素。

状"，因为它们是由多个基因决定的，例如，身高是由从父母那里遗传来的身高基因部分决定的，其他基因，如控制生长激素的

看见基因

1910年，美国生物学家托马斯·亨特·摩尔根（1866-1945年）用果蝇（学名：黑腹果蝇）作为模式生物来研究染色体。果蝇在实验室条件下非常容易培育。它们的唾液腺中有几个巨大的染色体。这些染色体因为结构较大，所以更容易被观察。摩尔根在染色体上发现了十分清晰的条状图案，每一个条状图案都对应着相应的基因簇。

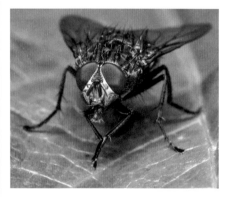

果蝇是完美的遗传学研究模式生物，因为它们非常容易培育，且在它们的染色体上有着独特、易于观察的条状基因簇。

基因，也对身高有着重要的作用。身高同时也受非遗传因素影响，如儿童时期的饮食、母亲怀孕期间是否吸烟等。

基因库和突变

一个群体（一群生命体）的基因可能有很大的差异。同一群体中所有个体所含有的全部基因的集合被称为"基因库"。基因库在群体数目显著减少的情况下可能会明显缩水，也有可能因为遗传漂变而进一步丢失。通过迁徙，种群基因库的多样性可以得到恢复，但新的变异只能由基因突变产生。

突变是指细胞的遗传物质发生的突然且永久的改变。很多突变是有害的，它们会增加个体在繁殖之前死亡的风险，因此这些有害的突变不会在基因库中扩散。然而，有些突变是有利的，它们可以帮助个体生存和繁殖，因而可以很快地在基因库中传播。

大部分突变是中性的，它们既不会伤害个体，也不会帮助个体。但是，在生存环境改变的情况下，如气候变得炎热或寒冷，又或是变得干燥或潮湿，之前中性的突变可能变成有利的或有害的突变。那些之前拥有气候适应性的中性突变个体就会相应地在生存环境中占据优势或劣势。

突变是怎样产生的

为了了解突变是如何产生的，科学家开始研究DNA，也就是包含遗传密码的分子。1953年，科学家詹姆斯·沃森和弗朗西斯·克里克发现了DNA的双螺旋结构。该结构就像一个螺旋状的楼梯，而每一层台

DNA 的先驱

英国科学家弗朗西斯·克里克（1916-2004年）和美国科学家詹姆斯·沃森（1928-）因为他们关于DNA结构的研究获得了诺贝尔奖。然而，他们并不是研究这个问题的唯一贡献者。英国研究员罗莎琳德·富兰克林（1920-1958年）使用X射线得出了DNA的分子结构。她关于DNA的研究为沃森和克里克对分子结构的研究提供了关键信息。富兰克林死前并没有得到任何她应得的荣誉，其对于这项重大科学研究的贡献直到最近才得到认可。

阶都是由 4 个碱基（组成 DNA 单元核苷酸的化学物质）中的一个组成的，每一个碱基都会跟另外 3 个碱基中特定的一个配对。当 DNA 在细胞分裂过程中进行复制的时候，改变就有可能发生，这些改变就是突变。当 DNA 被紫外线照射或者接触到某些特定的化学药品时，突变发生的概率会显著增加。

突变有助于推动进化的过程，它们提供了遗传学上的变异，而这些变异借由自然选择（最适应生存环境的生物个体才能最好地存活）引发了物种的改变。

DNA 指纹分析

科学家利用一种被称为"DNA 指纹分析"的技术来研究不同物种之间的联系。他们将 DNA 从生物样本中提取出来，并进行比对。DNA 样品的相似性表明物种之间的关系较近，而 DNA 样品的差异性则更多地说明物种之间关系遥远。DNA 样品之间的差异度也可以帮助他们估算两个物种的共同祖先生存的年代。当一个物种分化成两个物种时，每一个新物种都会通过突变建立起遗传学上的差异。科学家成功地估算出了这些改变发生的频率。这种估算也可以帮助他们大致弄清楚两个物种大概是在多少年以前分化的。

生命的起源

科学家用 DNA 指纹分析技术来研究生命的起源。他们比对了那些看上去明显不同的物种（如人类和包含细菌和原生生物在内的单细胞生物）的 DNA 片段。

突变是如何传播的

想象一下一大群蝴蝶（1）：其中一只蝴蝶有一个中性突变（2），可以被传递给下一代，但这个中性突变不会在基因库中快速扩散，除非它对生存有利；另一只蝴蝶有一个有害突变（3），该有害突变会导致它存活的概率下降；第三只蝴蝶有一个有利突变（4），该有利突变会提高它的存活概率，这个突变会快速地在种群中传播（5）。

有害突变
后翅面积的减少使得它们更容易被鸟类捕食。这些蝴蝶在突变传递下去之前就会死去。

中性突变
并不会影响蝴蝶的存活，但可能在未来对蝴蝶有正面效果。这种突变可以被遗传。

有利突变
可以帮助蝴蝶存活到繁殖期。"尾巴"结构可以欺骗鸟类，使鸟类攻击蝴蝶的后尾而不是头部，从而提高蝴蝶的存活概率。这种突变可以被遗传下去。

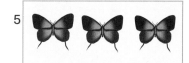

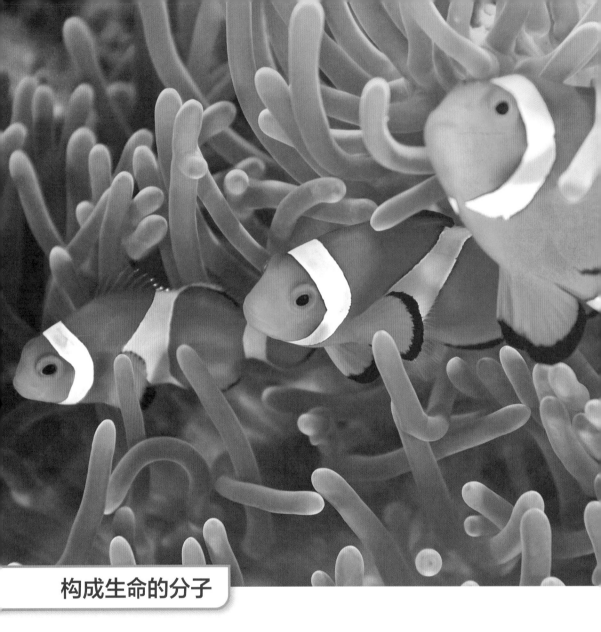

构成生命的分子

每个生命都是由微小的含碳物质组成的。这些含碳物质包括碳水化合物、脂类、蛋白质和核酸。

地球上的一切物质，包括有生命的和没有生命的，都是由化学元素（由一种原子组成的物质）组成的。这些元素的原子组合在一起形成分子，分子再组合在一起形成物质。物质包括固体、液体和气体，这些物质使生命的出现成为可能。一些分子由单个元素的原子组成，其他的分子则包含两个及以上元素的原子，又被称为"化合物"。与生

原子是构成一切生物的基本成分。海葵和围绕着它游动的小丑鱼，都是由原子组成的。

命化学相关的研究被称为"生物化学"，构成生命的分子也被称为"生化分子"。在生命中，最重要的生化分子是蛋白质、碳水化合物、脂类及核酸（如DNA）。研究这些生化分子的生化学家又被称为"分子生物学家"。

必要元素

地球上一共有94种天然元素。生命是由不足20种元素构成的，尽管它会利用更

多的元素来保证自身内部系统的运转。最重要的元素是碳、氢、氧和氮。这4种元素构成物质的重量超过了地球上所有生命总重量的95%。

碳化学

生化分子中的核心元素是碳。碳原子可以很容易地相互结合，也可以很容易地与其他元素的原子结合。碳原子相互连接在一起形成长链，被称为"聚合物"。其他元素的原子可以连接在碳链上。这些碳链可以是直的，也可以有分叉，甚至可以形成环状结构。它们是组成生命体的大分子的基础。

含碳化合物被称为"有机化合物"，这是因为在19世纪大部分已知的含碳化合物都是从生命体中提取出来的。科学家已经发现了超过一百万种不同的含碳化合物。有些来自生命体，但也有很多含碳化合物（如工业化学品和塑料）是合成的（人工制造）。像水这样不含碳的化合物被称为"无机化合物"。化学被分为有机化学（研究碳及其化合物）和无机化学。

碳水化合物

对于人类来说，碳水化合物是很重要的生化分子。因为碳水化合物几乎提供了人类身体需要的所有能量。最简单的碳水化合

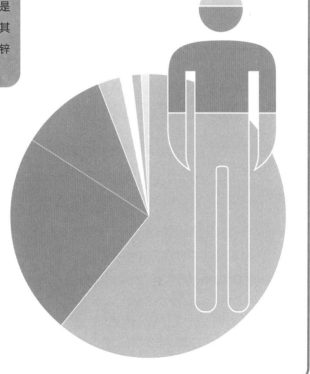

人体内的元素

按重量来算，人体的65%是氧，18.5%是碳，9.5%是氢，3.2%是氮，1.5%是钙，1%是磷。剩下的1.3%是50多种其他元素，包括硫、钠、氯、铁、铜、镁和锌等。这些元素的含量相对较少。

65%	氧
18.5%	碳
9.5%	氢
3.2%	氮
1.5%	钙
1%	磷
1.3%	其他元素，包括硫、钠、氯、铁、铜、镁和锌等

球状还是纤维状

蛋白质主要有两种，分别是纤维状蛋白质及球状蛋白质。纤维状蛋白质由扭曲或卷曲的多肽组成，这些蛋白质可以形成一些较硬的身体组织，如肌肉细胞和指甲。球状蛋白质由折叠后的多肽组成，在体内有多种功能。

所有的蛋白质都是由氨基酸链构成的：

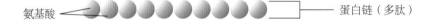

氨基酸 —— 蛋白链（多肽）

大部分蛋白质是纤维状或球状的：

胶原蛋白（一种纤维状蛋白质）

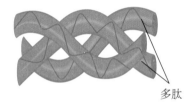

多肽

纤维状蛋白质是由扭曲或卷曲的多肽组成的。

血红蛋白（一种球状蛋白质）

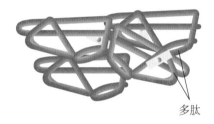

多肽

球状蛋白质是由折叠后的多肽组成的。

球状蛋白质的例子：

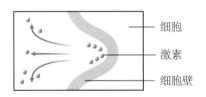

细胞
激素
细胞壁

1 激素： 由细胞释放，用来传递信息

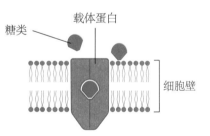

糖类
载体蛋白
细胞壁

2 载体蛋白： 运输糖类和氨基酸

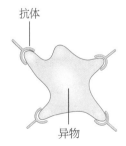

抗体
异物

3 抗体： 攻击外来蛋白质

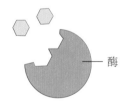

酶

4 酶： 起到催化剂的作用，可以加速或减缓化学反应

物是单糖。单糖分子的中心有一个由碳和氧组成的环状结构。碳原子、氢原子和氧原子会连接在这个环上。典型的单糖就是葡萄糖，它是动物和植物细胞产生能量的燃料。

两个单糖分子可以结合在一起形成二糖。多个单糖分子结合在一起形成长链，称为"多糖"。糖原和淀粉就是多糖。糖原分子是有很多分支的葡萄糖长链。动物会在肝脏里储存糖原，然后把它转化成葡萄糖用于供能。血液可以把葡萄糖运送到肌肉和器官中。淀粉和糖原很相似，但淀粉分子的分支较少。植物可以储存淀粉，并可以在需要能量时将其转化为葡萄糖。

什么是葡萄糖

葡萄糖是一种被称为"单糖"的碳水化合物。每一个葡萄糖分子中都有6个碳原子，其中5个碳原子（下图中的黑球）连接在一起形成环状结构，氢原子（白球）和氧原子（红色）会连接在上面。葡萄糖的化学式是$C_6H_{12}O_6$。

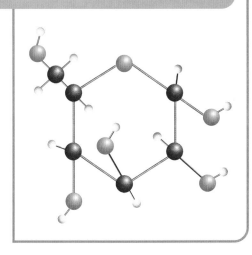

小试牛刀

小试牛刀

制作蛋白胶水

牛奶中含有一种被称为"酪蛋白"的物质。你可以从牛奶中分离出酪蛋白，然后把它制成具有黏性的胶水。

制作方法

1 把半杯牛奶倒入碗中，边搅拌边加入两汤匙白醋，然后继续搅拌，直到不再产生新的凝块。

2 在过滤器上铺一层纸巾，然后把过滤器放置于碗上，将碗中的混合物倒入过滤器中。纸巾会过滤混合物中的凝块。用较多的纸巾轻柔地包裹并挤压凝块，以将其中的液体全部挤出。

3 把装混合物的碗清洗干净，然后将纸巾上的凝块刮进去，边搅拌边加入两汤匙清水和半茶匙小苏打，再继续搅拌，直到没有新的气泡产生。这样，你就获得了用牛奶中的酪蛋白制成的胶水啦。

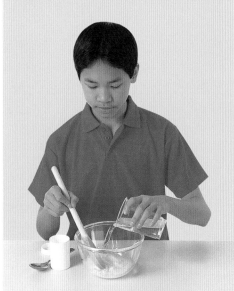

这个实验利用向碗中的牛奶加入白醋（一种酸）的方式得到了酪蛋白。

脂类

油类、脂肪及蜡都是脂类。脂肪可以储存能量，并且可以用填充的方式来保护器官；油类和蜡则可以保护皮肤和头发。大部分脂类是由甘油和脂肪酸组成的。甘油是一种由碳、氢、氧组成的天然醇类物质，脂肪酸分子通常由碳链组成，上面还会连接氢原子。最常见的脂肪是被称为"甘油三酯"的脂类。甘油三酯是由一个甘油分子连接三个脂肪酸分子构成的，人体会在脂肪细胞中储存甘油三酯。必要时将甘油转化为葡萄糖以产生能量。

蛋白质

蛋白质是组成所有动植物细胞的基础物质，它们控制各种化学反应来保证细胞的正常功能。蛋白质之所以被称为"生命的结构单元"，是因为它们对于生命来说至关重要。蛋白质分子含有碳、氢、氧和氮，很多蛋白质还含有硫、铁和磷。

弗朗西斯·克里克（右）、詹姆斯·沃森（中）和美国遗传学家麦克林恩·麦卡蒂（左）握手。1962年，克里克和沃森因为发现了DNA的双螺旋结构而被授予诺贝尔生理学或医学奖。

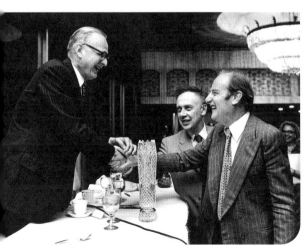

生物体内的细胞会利用氨基酸来合成蛋白质。氨基酸是由碳、氢、氮和氧组成的。生物体内一共有20种不同的氨基酸，细胞会把它们组合在一起形成氨基酸链。氨基酸链又被称为"多肽"。细胞会将多肽塑造成蛋白质分子。

核酸

核酸是细胞内储存遗传信息的复杂分子。遗传信息控制了细胞的生长、功能和增殖，因此也控制着整个有机体。核酸有两种，分别是脱氧核糖核酸（DNA）和核糖核酸（RNA）。

科学家在20世纪50年代发现了DNA的分子结构。当时X射线逐渐被用来观察晶体的原子结构，这也引领了分子生物学的发展。X射线在穿透晶体时，会根据晶体的结构产生相应的图案，而这些图案可以显示晶体内各个原子的位置。DNA和RNA都是由核苷酸分子组成的长链。核苷酸是由糖分子，

DNA有多长

单个大肠杆菌的DNA含有大约470万个碱基对。如果把DNA拉直，它的长度将达到1.4毫米，要比大肠杆菌自身的长度长很多。这些DNA会形成压缩的环状结构，这样才能存在于大肠杆菌的体内。然而，这样的DNA结构并不适用于人类这样拥有更长DNA的生物。在人体内，DNA会与蛋白质结合，形成紧密的、被称为"染色质"的物质。单个人体细胞中的DNA长度可达2米。如果将一个人体内的所有DNA拉直排在一起，总长度可以达到太阳系直径的两倍！

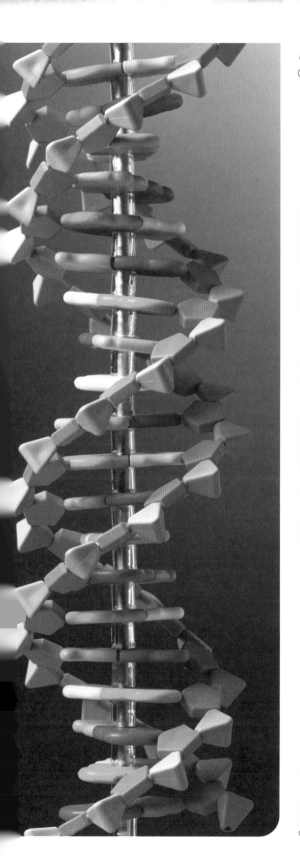

左图的DNA模型展示了DNA分子中的碱基（彩色的棒状物）是如何相互配对，并最终形成独特的双螺旋结构的。

碳原子、氮原子和氢原子组成的环形结构，以及磷酸构成的。由碳原子、氢原子、氮原子组成的环形结构又被称为"碱基"，磷酸则是磷原子和氧原子构成的化合物。

DNA中组成核苷酸的糖被称为"脱氧核糖"。DNA分子有两条核苷酸链，它们彼此缠绕在一起形成双螺旋结构。每一条链上的碱基都与另一条链上的碱基结合在一起。核糖则是RNA分子中的糖类。RNA分子通常只有一条长链。DNA中有4种碱基，且每一种碱基都有以不同方式结合的碳原子、氢原子、氮原子。这些碱基分别是腺嘌呤（A）、鸟嘌呤（G）、胞嘧啶（C）和胸腺嘧啶（T）。RNA中的碱基则分别是腺嘌呤（A）、鸟嘌呤（G）、胞嘧啶（C）和尿嘧啶（U）。

DNA和RNA的碱基都是以三个一组的形式来发挥功能的，三个一组的碱基又被称为"三联体"，一串三联体（如AAA、CAG、ACA、CCT）又被称为某个特定蛋白的"密码子"。通过这样的方式，三联体密码子可以准确地控制生物体细胞内合成蛋白质的种类。

科学词汇

酶：生物体内可以加速或抑制化学反应的蛋白质。

脂类：人体需要的重要营养素之一，供给人体所需的能量。

聚合物：分子构成的长链。

核糖核酸（RNA）：一种与DNA化学性质类似，参与蛋白质合成的分子。

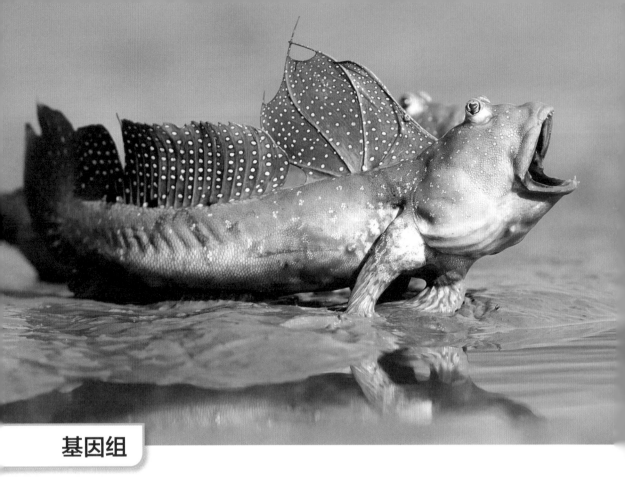

基因组

基因组是生物体内完整的一套基因。生物学家已经解码了包括人类在内的上百种生物的基因组。

除一些病毒外，所有生命的遗传物质都是由脱氧核糖核酸（DNA）分子构成的。细胞核中DNA的含量因物种而异。你可能会猜测，像动植物这样的多细胞生物肯定比单细胞生物拥有更多的DNA，然而，有些单细胞生物，如变形虫，拥有着非常庞大的基因组。这是因为这些生物都是多倍体生物。在进化的某个阶段，它们会将其他物种的基因组整合进自身的基因组中。

针对基因组大小的研究揭示了一些有趣的关联。比如，基因组的大小和哺乳动物体内红细胞的大小相关，尽管红细胞中并不含有任何DNA；肺鱼的基因组几乎是人类基因组的40倍；日本衣笠草的基因组则

在包括人类在内的所有动物中，肺鱼是拥有最大基因组的生物之一。

DNA杂交

研究不同物种之间基因组的相似性，可以帮助科学家了解它们之间的亲缘关系。为了弄明白两个物种是否相似，科学家使用了一种叫作"DNA杂交"的技术。他们从两种生物的细胞中分别提取DNA，并用化学物质对两种DNA进行处理以分离DNA双链。然后DNA分子被混合在一起，其中一个样品中的DNA单链会试图与另一个样品中的DNA单链结合，以重新形成完整的DNA分子。两个物种的碱基序列越相似，它们配对成功的可能性就越高。亲缘关系较近物种的DNA单链结合形成的新DNA分子，会比亲缘关系较远物种的DNA单链形成的新分子更多。

最小基因组

这个实验展示了科学家是如何发现生命体中最小的基因组的。该基因组只含有不到300个基因。通过逐个突变（改变）基因的方式，科学家发现了细胞生存必需的基因。

1 生殖支原体细菌一共有470个基因。这里显示了其中的两个基因：R和S。

2 一段被称为"转座子"的基因被插入基因组中。当转座子进入基因组时，它会使原有基因发生突变，从而使原有基因失去功能。

3 突变后的细菌在营养丰富的液体中生长。

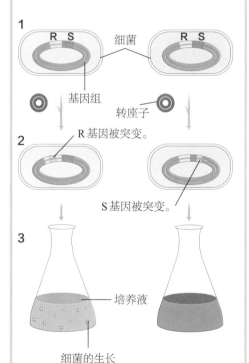

1

R S 细菌 R S

基因组 转座子

2

R基因被突变。

S基因被突变。

3

培养液

细菌的生长

带有突变的细菌可以继续生长，说明R基因并不是这种细菌生存必需的基因。

细菌没有生长，说明S基因对于这种细菌来说是生存必需的。它是最小基因组的一部分。

是人类基因组的50倍；陆生蜗牛的基因组比水生蜗牛的基因组要大；而那些不会飞的鸟类（如鸵鸟）的基因组比它们会飞的"亲戚"的基因组还要大。

探索基因组

20世纪80年代以来，生物学家解码了很多不同物种的基因组。这些基因组项目研究对于医药学的发展有着重大意义，它们帮助人类在治疗诸如囊肿纤维化等遗传疾病方面取得了很大的进展。基因组项目研究早期的成功包括解码果蝇基因组，后来人类的基因组也被成功解码。最近我们又解码了很多动物的基因组，如狗、奶牛和小鼠。

什么是基因

基因是细胞内的一类编码，由DNA组成，可以将父母的信息遗传给后代。基因的编码控制了细胞的发育和功能。

即使是同卵双胞胎的基因组也并不完全相同。环境因素也可以改变个人基因组。

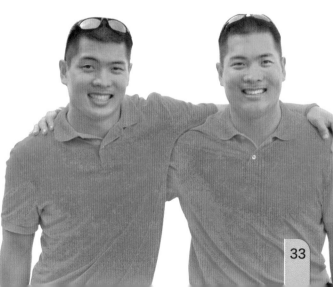

解密狗的DNA

在人类基因组计划完成后，科研工作者开始尝试解密其他哺乳动物的基因组。2003年，科研工作者发表了一系列关于狗基因组的初步发现。通过研究贵宾犬的DNA，科研工作者发现，人类与狗之间有超过80%的基因是相似的，至于剩下的20%，则与狗强大的嗅觉相关。这项研究帮助科研工作者了解了400多种影响狗生活的遗传性疾病，其中很多在人类中也有发生。举例来说，发作性睡病就是一种在人和狗中都有发现的遗传性疾病，可以导致突然的不受控制的昏睡。

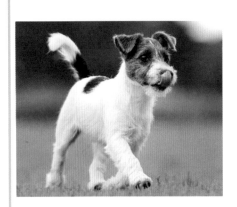

杰克罗素梗是经美国犬业俱乐部认证的200多种犬类品种之一。

细菌的基因组

你可能已经猜到，细菌的基因组比动物、植物、真菌这类多细胞生物的基因组要小很多。人类的基因组大概含有23000个基因，而支原体细菌拥有已知最小的基因组，只有不到500个基因。支原体基因组中的基因数目应该和细胞存活所需要的最少基因数目接近。

利用支原体，生物学家发现了生物基因组所需基因数目的下限。他们发现，生命必需的基因不超过300个，这些基因在所有细胞生物（非病毒）中都是通用的，这个发现还引发了合成生命的出现。科学家可以利用这些必需基因，再加上控制诸如抗辐射之类性状的基因，就可以人为地合成生命。这样创造出来的细菌可用于清理核废料。第一个合成出来的细菌诞生于2010年，第一个合成出来的病毒诞生于2002年。科学家用DNA制造出了一个已知天然病毒的合成版本。

细胞核外的基因

20世纪早期，科学家发现有些动物和植物基因的遗传并不遵循孟德尔定律。他们发现，这些基因并不在染色体中，甚至不在细胞核内。这些基因是在线粒体（一种为细胞提供能量的细胞器）中被发现的。线粒体DNA（简称mtDNA）只能由母亲传给下

基因探针

科学家使用基因探针来确定DNA样品中基因的位置。基因探针是一小段包含放射性元素的DNA，可以通过放出辐射来让研究人员查明它的位置。基因探针中含有一段可以与目标基因结合的碱基序列。在使用基因探针时，样品中DNA分子的两条链被分离开来，基因探针会被加到样品中。因为它们的碱基序列和目标基因的碱基序列是互补的，所以有放射性的DNA会与目标基因结合。通过检测放射性，基因就可以被定位。

一代，这是因为卵子贡献了受精卵中所有的线粒体，而精子则只含有足够它到达卵子位置的线粒体。当精子使卵子受精后，精子中的线粒体就会被摧毁。mtDNA的突变速度比细胞核内DNA的突变速度要快得多，这是因为线粒体中没有细胞核中那种可以修复DNA错误的酶。

mtDNA 的应用

mtDNA可以用来追踪母系一方的族谱，它也帮助我们解答了人类历史上很多引人入胜的问题。举例来说，通过研究mtDNA，科学家证明了大多数美洲印第安人是在2万−2.2万年前从亚洲东北部迁移到北美洲西北部的少数亚裔妇女的后代，美洲印第安人就是从这么一小群人中繁衍开来的。类似地，mtDNA的研究还表明，所有欧洲人的血统都和欧洲少数几个来自不同地区的妇女之一有关。这些妇女生活在距今1万−4.5万年前。mtDNA也被用来确认在1918年被处决的俄罗斯皇室成员的埋葬地。研究表

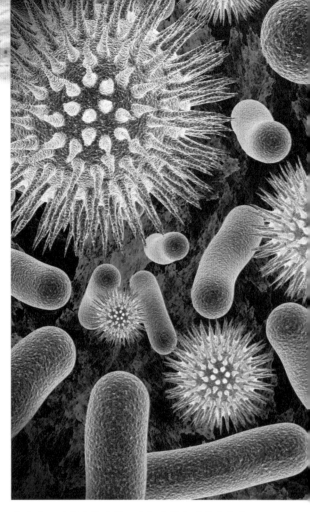

病毒是一种微小的生物。它们由蛋白质外壳包裹的单链或双链的 DNA 或 RNA 构成。

明，1991年在乌拉尔山脉中发现的残骸，正是这些罗曼诺夫皇室成员的。

为基因组绘制图谱

生物学家从20世纪80年代开始解密整个基因组，从细菌这样的微小生物开始，到果蝇这样的较大生物。2003年，人类基因组计划完成，这是解密基因组工作中最为伟大的成就。

打开细菌的基因

基因可以被打开或关闭。这个过程由环境中的信号，或者其他细胞提供的被称为"转录因子"的激活蛋白来控制。但是，其他物质也可以激活基因。当某些细菌接触到某一种糖时，细菌体内的某个特定基因就会被打开，从而使细菌可以使用该糖作为食物来源。通常这个基因在某种化学成分的抑制下会保持关闭状态。特定的糖可以与该化学成分结合，阻止它对基因的抑制作用。

科学词汇

受精：精子和卵子的结合。

多倍体：拥有超过正常数目的染色体组的生物。

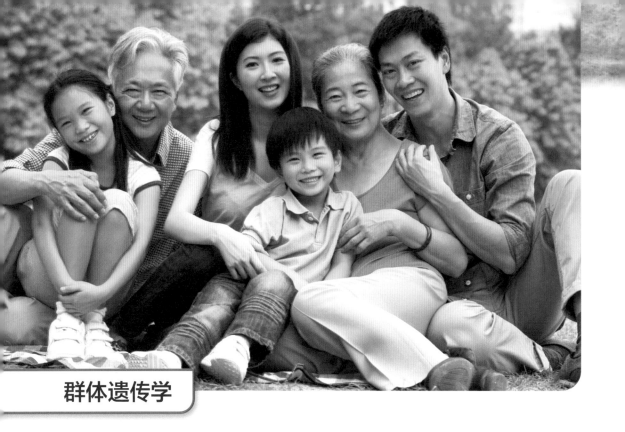

群体遗传学

群体遗传学研究的是基因对于生物群体某些特征的作用。群体遗传学同样还研究群体中基因组成随时间变化发生改变的方式及原因。

尽管在家族成员中经常存在令人惊异的相似性，但几乎没有两个家族成员是完全相同的。后代会与他们的父母及兄弟姐妹有一些共同的特点，这是因为他们是同一个基因库中的一员，也就是说，他们的部分基因是相同的。

某个后代可能会与祖父母或者一些远房亲戚长得很像，但是，每一个后代都由于基因组成中的差异而成为独一无二的个体。每一个个体的细胞都有许多不同的基因。有时候，一个特定的基因可以控制一个特定的性状，如瞳孔颜色，但大部分情况要复杂得多，因为某一个性状往往是由很多基因一起控制的。

每一个基因都有不同的形式，这些不

孩童可以长得像他们的父母、兄弟、姐妹，有时甚至是他们的祖父母。这是因为他们拥有相同的基因。

同形式的基因被称为"等位基因"。有些等位基因是显性的，它们会在一群生物中频繁出现，且它们控制的特征也会一直表现出来。有些等位基因则是隐性的，它们比较少见，且只有在显性基因不存在的情况下才会表现出来。同一家族里的成员拥有同样的一套基因，但是，他们携带的基因组合却可能是不同的，这些基因组合让他们彼此不同。

多胞胎

大多数情况下，人类的双胞胎都是独立发育的。他们可以是不同的性别，他们之间的相似性也不会比正常的兄弟姐妹高。然而，有些时候，由于受精卵的分裂，每一个分裂出来的部分都会长成一个独立的婴儿。这些婴儿在遗传上几乎是完全相同的。他们属于同一个性别，并且长得很相似。他们被称为"同卵双胞胎"。

重组

有性生殖产生的新一代个体中，来自父母的不同等位基因会混合在一起，而这可以产生等位基因的重新组合，简称"重组"。重组通常发生在生殖细胞（精子和卵子）的减数分裂过程中。受精，即精子和卵子的结合，对重组有重要作用。每一个生殖细胞都带有未出生的后代一半的等位基因。有性生殖通常会带来改变。

任何一个种群都是由很多可以繁殖的个体组成的。如果每次有性生殖都将等位基因重新洗牌，那么种群中的等位基因就很有可能随着时间的推移而改变。这种从一个世代到下一个世代种群层面基因构成的改变就是进化的基础。进化是一个不断改变的过程。在进化过程中，生物适应它们的生存环境，利用有性生殖中等位基因不断洗牌所

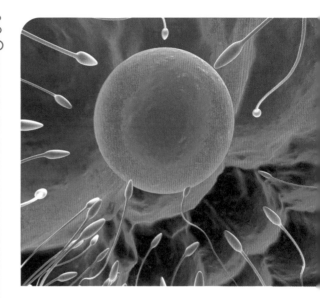

当一个细小的雄性精子闯过雌性卵细胞的细胞膜时，一个新生命就诞生了，这个过程被称为"受精"。受精实现了遗传物质的重新组合。

导致的突变来完成种群层面的改变。

既然生命的特征大多是由它们的基因所决定的，那么进化就可以在世代交替中为

理解等位基因

两个等位基因控制这些甲虫鞘翅的颜色。一个是显性的，标记为 R，产生红色。另一个是隐性的，标记为 r，产生黑色。只有当一个甲虫拥有两个 r 等位基因时，它才会有黑色的鞘翅。

这张图展示了在年轻甲虫个体中可能出现的等位基因组合。

一共有三种不同的等位基因组合，会产生两种不同的鞘翅颜色。

一个显性基因和一个隐性基因会产生红色的鞘翅。

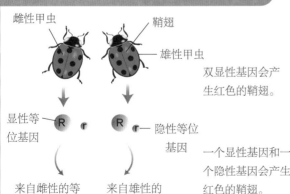

雌性甲虫　　鞘翅

雄性甲虫

双显性基因会产生红色的鞘翅。

显性等位基因　　隐性等位基因

来自雌性的等位基因　　来自雄性的等位基因

一个显性基因和一个隐性基因会产生红色的鞘翅。

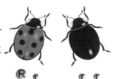

两个隐性基因会产生黑色的鞘翅。

筛选麻雀

1889年，很多麻雀在一场猛烈的风暴中死去。死去的麻雀要么翅膀较长，要么翅膀较短，那些翅膀长度适中的麻雀在风暴中存活了下来。在这种情况下，翅膀长度适中的个体在自然选择中得到了偏爱。这种类型的选择被称为"稳定化选择"。在稳定化选择中，有较为极端特征的个体会被淘汰。

种群的某些特征带来改变。进化上的改变有几种不同的形式，它们分别是突变、自然选择、性选择、遗传漂变和迁移。

突变

突变是基因在复制的过程中可能发生的改变。突变会导致全新的基因出现。如果复制的基因在生殖细胞形成的过程中发生改变，那么这些改变就可以遗传给下一代。等位基因的差异性就是基因突变的结果。自然选择、遗传漂变和迁移都可以导致一个种群中发生基因重组，但是这三种过程都不会创造新的基因。突变可能产生正面的效应（在种群中传播使种群数目增加），也可能产生负面的效应（使种群消亡），还有可能产生中性的效应（除非生存条件改变，否则对于种群没有影响）。

自然选择和遗传漂变

种群中那些可以更好地适应环境的个体才能成功繁衍后代，而那些不能适应环境的个体就无法进行繁殖。这样的过程被称为"自然选择"。自然选择会使种群随着时间的推移而不断变化，也就使种群不断进化。自然选择共有三种类型：定向选择、稳定化选择和歧化选择。定向选择偏爱特征的极端形式，有较为极端的特征的个体要比那些有较为平均的特征的个体更容易存活。稳定化选择则偏爱那些特征较为平均的个体，而淘汰那些特征较为极端的个体。

若一个特征的两种极端情况，如体型最大和体型最小，都能够帮助个体生存，而那些有较为平均的特征的个体会被淘汰，那么这样的选择就被称为"歧化选择"。歧化选择会在新物种形成的过程中发生。然而，这种选择只有在个体间的差异有遗传学基础，且能够被后代继承的情况下才会发生。

在产生生殖细胞的过程中，还有另外一种遗传变异的方式，被称为"遗传漂变"，是一种随机地改变等位基因在种群中出现概率的方式。遗传漂变不会被自然选择影响，但它会导致进化上的改变。在大型且较为稳定的种群中，遗传漂变所带来的影响往往会

一些细小的生理学特征，如小鸟翅膀的长度，都有可能成为自然选择中的决定因素。

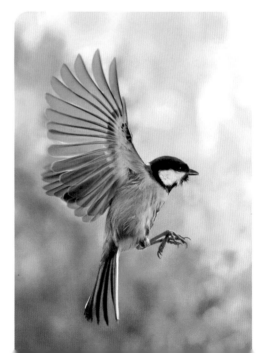

理解遗传漂变和基因流动

1 一个个体数量众多的蝴蝶种群，每一个颜色的斑点都代表了不同形式的等位基因。两个等位基因一起形成一组基因。

2 雌性蝴蝶参与交配，它的后代拥有两个等位基因中的一个。这只蝴蝶被风暴吹到一个遥远的小岛上，并在那里产下自己的卵。

3 由于随机的原因，大部分后代继承了控制蓝色斑点的等位基因，小部分后代继承了控制黄色斑点的等位基因，而继承了控制红色斑点等位基因的蝴蝶无法生存到成年期。

4 通过遗传漂变，控制黄色斑点的等位基因也消失了。这个小岛上蝴蝶种群的遗传多样性很低，所有蝴蝶仅有控制蓝色斑点的等位基因。

5 第二只怀卵的雌性蝴蝶从原始的种群中被吹到了这座小岛上，其卵中的等位基因组合与岛内蝴蝶种群中的等位基因组合不同。

6 通过基因流动，原始种群的遗传多样性在岛内种群中得到了部分恢复。

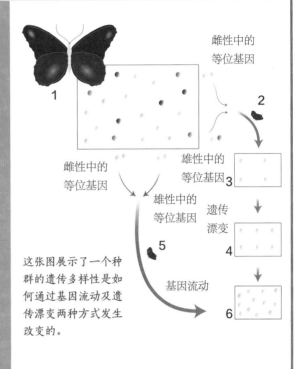

这张图展示了一个种群的遗传多样性是如何通过基因流动及遗传漂变两种方式发生改变的。

被基因库的大量基因所抵消。等位基因出现的频率会有细微的变化，但最终会保持在稳定的水平。

选择还是漂变

因为在实验室以外是很难评估遗传漂变的，所以科学家到目前为止还不能针对自然界中遗传漂变会导致多少遗传变异给出确凿的答案。为了搞清楚某一个特征是来源于自然选择还是来源于遗传漂变，他们必须先解答该特征对于生物的存活是有益的还是无益的。但是，对于很多特征来说，判断它们是否有益通常是一个不可能的任务。

然而，在小型种群中，遗传漂变的影响往往会明显得多。在小型种群中，新生代的遗传多样性往往比上一代要低。遗传漂变可能会导致等位基因流失，而且会导致某个特征逐渐固定化，形成一个基因的两个等位基因变得相同，因而不再存在个体间的差异。等位基因一旦失去，只有两种方式可以在种群中再次出现，一种是通过突变，另一种则是依靠从其他地方迁移过来的且正好携带着失去的等位基因的个体。

遗传漂变对于建立者效应同样重要。建立者效应往往出现在一小群个体从主要种群中分离出去的过程中，这一小群个体只拥有原

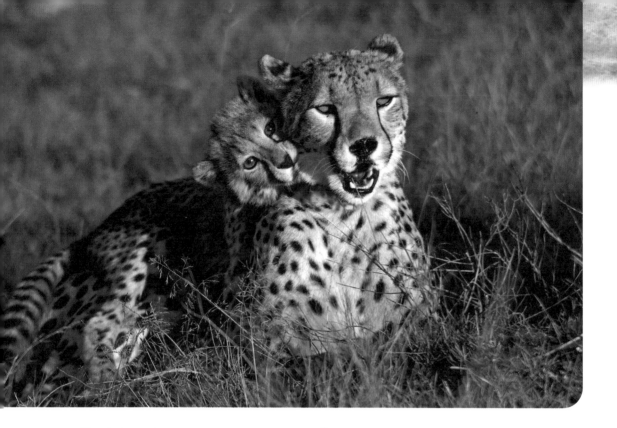

始基因库中的一部分遗传变异。这是因为等位基因在个体之间并没有均匀地传播，而且一个群体的遗传学组成完全依赖于概率。在建立者群体中，一些较为罕见的等位基因出现的概率会比原始种群中大得多。在未来的世代中，这些罕见的等位基因出现的频率就会进一步提高。在没有进一步突变的情况下，自然选择只会对建立者群体中已有的基因变异进行筛选。建立者群体的进化方向很有可能会与原始种群的进化方向不同。随着时间的推移，这可能会导致新的物种形成。

迁移和基因流动

　　一个个体离开自己的种群并加入另一个种群的现象被称为"迁移"。由该个体携带的基因在原始种群中因为个体的迁出而流失，在新种群中因为个体的迁入而获得，这种基因在种群之间的移动被称为"基因流动"。基因流动在种群没有完全分离的情况下会一直发生，而迁移的个体也会继续繁殖后代来分享它们的基因。

大约 1.2 万年前，猎豹经受了一次巨大的种群衰落。据猜测，当时只有一头雌性猎豹和其幼崽存活了下来。这也就意味着现在猎豹的遗传多样性非常低。

遗传瓶颈

　　猎豹的遗传多样性很低，这是因为它们种群的数量在过去的某个阶段发生过锐减。对于猎豹来说，这种种群衰落发生在大约 1.2 万年前。尽管其他猎豹都已不复存在，但猎豹的数量还是依靠建立者慢慢地恢

岛屿上的进化

　　在岛屿上进化的动物通常会有一些共同的特征。岛屿上像鹬鸵（几维鸟）这样的鸟类通常是不会飞的，尽管它们的祖先拥有飞行的能力。因为几乎没有捕食者，这些鸟类进化出了行走和奔跑的能力。在岛屿上的小型动物，如龟等，一般比其他环境中的大，而在岛屿上的较大型动物，如鹿和老虎，一般会比其他环境中的小。这是因为对于较大型的动物来说，岛屿上的食物相对匮乏。

复了过来。种群数量的锐减总会伴随着遗传多样性的急剧降低，这种现象被称为"遗传瓶颈"。

近交

建立者效应会使引起个体严重缺陷的隐性基因的出现频率增加，这也发生在血缘关系较近个体交配的情况中，由此产生的物种适应性（能够生存和繁殖的能力）衰退被称为"近交衰退"。近交衰退对于可能会进行自我繁殖的生物，尤其是各类植物来说至关重要。但是，也不是所有植物都要避免近交。近交是一种保证至少可以产生一些种子的方式，然而，它也同样会导致较低的遗传多样性。对于大多数植物来说，同其他个体繁殖可以保证种群长期的健康。

芜菁的花既有可以释放花粉的雄性部分，也有包含卵子的雌性部分。花粉可以由穿梭于花朵之间的昆虫来传播。每一个芜菁的花粉粒表面都有一种被称为"配体"

人类的遗传瓶颈

猎豹并不是唯一一种遗传多样性很低的物种。你可能会对这样一个事实感到吃惊：人类同样也是遗传多样性极低的几个物种之一。一个饱受争议的理论指出，人类在大约7万年前经历了一次种群崩溃。造成崩溃的原因可能是饥荒或疾病，也可能与后来发生的一次大型火山爆发有关。另一个理论则认为，如今的所有人类都来源于一个小的人类群体，这个群体大概只有几千人。这个小群体在大约7万到5.5万年前离开非洲（向全世界迁徙）。这个理论被称为"现代人类的单一起源假说"。

保护中的基因流动

如果栖息地不断减少，从一整块变为相互分离的几小块，生活在其中的生物会受到极大的影响。因为缺乏基因流动，生物遗传多样性会显著降低。近交也会导致致死基因出现的频率增加。

在没有足够大的栖息地或者没有可以连接不同栖息地的通道的情况下，很多区域的物种多样性都会降低。道路和高速公路是某些物种进行基因流动的主要障碍。然而，有些时候我们可以人为地在栖息地之间建立通道。在欧洲的某些地方，榛睡鼠可以将绳子构成的网络作为栖息地之间的通道，穿越公路到达另一片栖息地。

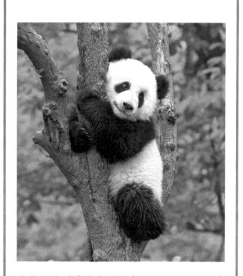

大熊猫种群遗传多样性降低主要是因为栖息地减少导致的。

的分子，它们的结构由基因来控制。在雌花被称为"柱头"的部分，这些相同的基因可以控制一种被称为"激酶"的分子的形状。如果一株植物的花粉粒到达另一株植物的柱头上，花粉粒中就会长出花粉管，通过柱头到达里面卵子所处的位置。精子会通过花粉管向着卵子移动，并最终与卵子结合形成种子。但是，如果花粉粒掉落在同一株植物的柱头上，花粉上的配体会和柱头上的激酶结合，花粉粒就无法长出花粉管。植物就靠这样的方式来避免近交。

进化的速度

生物学家知道进化正在发生，但他们并不确定进化在以怎样的速度发生。起初，人们认为进化是一个渐进的过程。生物学家在当时认为，生物结构上的微小改变会导致渐进的分离，分离最终导致新物种形成。这个过程通常需要上百万年的时间。

但是到了后来，科学家认为进化的速度是多变的。有些化石结构只能由快速的进化和极具指向性的自然选择来解释。

间断平衡

1972年，美国生物学家斯蒂芬·杰伊·古尔德（1941-2002年）和尼尔斯·艾

最小存活种群

在保护濒临灭绝的物种时，科学家需要弄清楚最小存活种群（简称"MVP"）。这个数是指在较为确定的情况下，不考虑可能造成危害的近交和遗传漂变，一个种群生存一段较长的时间（通常是500年）所需要的最少个体数目。金狮狨猴曾经是世界上最濒危的灵长类动物之一。20世纪80年代，野生的金狮狨猴仅有不到200只，它们只居住在巴西境内的大西洋热带雨林中，而它们的栖息地因为人类的过度砍伐而几乎被破坏殆尽。金狮狨猴的最小存活种群是2000只左右。环保主义者为建立圈养的金狮狨猴种群付出了巨大的努力，并逐渐将一些圈养的狨猴放归自然。野生金狮狨猴在2025年应该可以达到2000只。

崔奇（1943—）提出了另一种进化模式，他们称之为"间断平衡"。他们提出，新的物种会快速地形成，而且这种物种的形成会在

通过人类的保护，金狮狨猴从接近灭绝的边缘慢慢恢复了过来。

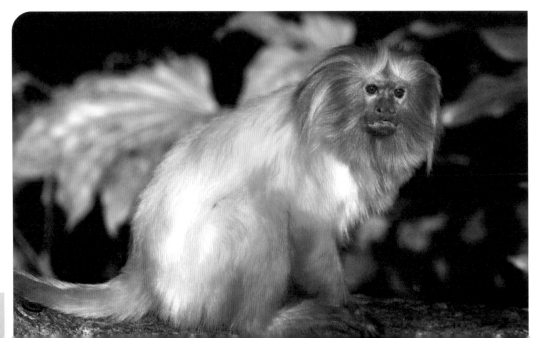

近交导致的问题

在一些很小的种群中，血缘关系很近的个体繁殖产生后代的情况时有发生，它们的后代极有可能会遗传到一些有害的隐性基因，而这种情况对于濒危动物的保护来说是一个严峻的问题。

尽管对北大西洋露脊鲸的狩猎已经被禁止了很多年，但下图所示的北大西洋露脊鲸还是处于极度濒危的境地，鲸个体由于很多代近交而缺乏足够强的生存能力。

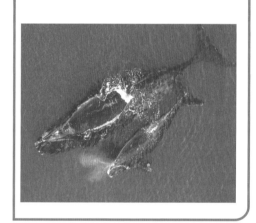

一个较小的区域内发生。因此进化的中间型通常无法通过化石来找到。这些新的物种会从它们出现的区域迁徙到新的地方。然而，间断平衡理论如今只被部分生物学家所接受。科学家对于进化速度的争论一直延续到了今天。

一种分子学的方式

科学家首先通过研究化石的年份及结构来估算进化的速度。到了 20 世纪 60 年代，日本生物学家木村资生（1924—1994 年）提出了分子演化的中性理论。这套理论提出了一种新的计时方法，并且改变了生物学家研究进化学历史的方式。木村提出，大部分突变是中性突变，换句话说，它们既无益也无害。中性突变在基因组中以一种恒定的速度不断积累。这些突变会通过基因流动的方式在种群中传播。

化石记录中的断层

尽管科学家在很早以前就已经大致了解了进化的遗传学基础，但直到很多年以后，他们才开始利用分子学研究来测算进化的速度。在木村的研究之前，科学家只能依靠化石记录来研究进化速度，但化石记录往往是不完全的。

科学词汇

建立者效应：来自亲代种群的少数个体在建立新种群的过程中，不管这个新种群的个体数量有多大，由于建立者只是少数个体，因此遗传多样性较亲代种群显著下降的现象，是遗传漂变的一种形式。

近交衰退：由于近交导致生存能力及生殖能力下降的现象。

重组：在有性生殖中发生的基因的重新组合。它可以提高物种的遗传多样性。

有性生殖：通过生殖细胞的结合产生新的个体。有性生殖通常发生在雄性和雌性个体交配之后。

合子：雄性配子与雌性配子结合后的细胞的统称，对人类来说，合子就是受精卵。

进化的模式

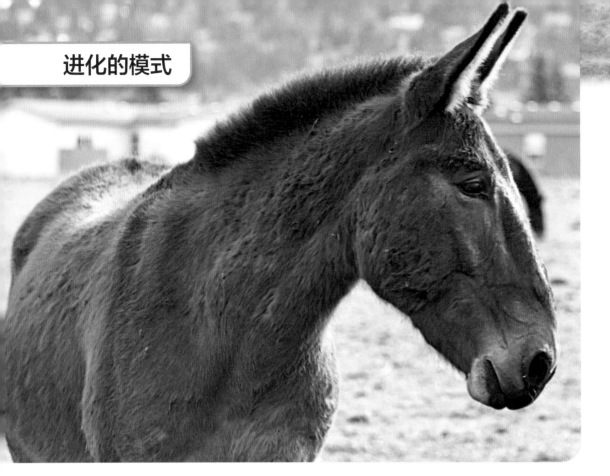

骡子以它们的力量和固执著称。骡子是公驴和母马的杂交产物。

对物种的特性及它们形成与进化的不同方式的理解，可以帮助生物学家更好地理解那些随时间推移发生的生物进化模式。

动植物的种群可以在较长的时间里通过自然选择、基因突变和遗传漂变的方式进行改变，这种改变又被称为"进化"。进化可以帮助动植物不断微调来提高自身对环境的适应能力。种群之间的分离可以导致新物种的形成。物种是生物分类学的基本单元。生物学家利用生物分类学来帮助他们整理对自然世界的认识。但是，到底什么是物种呢？

这个问题看上去很简单，但答案远不是那么明了的。"物种"这个概念可以用好几种方式来定义，但没有任何一种定义可以涵盖所有生命形式。最常用的定义是"一个只能在成员之间进行繁殖的生物群体"。这

名字背后的故事

1758 年，瑞典博物学家卡尔·林奈（1707—1778 年）引入了一套分类方法。这套方法时至今日仍被沿用。林奈用一对拉丁语的科学名称来给每一个物种命名。第一个拉丁语科学名，会以大写字母开头，是属的名称。属是指一群密切相关的生物，人类就属于人属（Homo）。

第二个拉丁语科学名则与物种相关。人类就属于智人种（Sapiens）。所以，人类的物种全名就是人属智人种（Homo sapiens），简称智人。这套分类方法可以帮助生物学家了解物种的进化史。关系密切的物种通常会有相同的属名。

亚种

一个物种的种群可能跟同一物种的另一个种群不同，但它们之间还是可以交配的，这种情况下的单个种群就被称作"亚种"。亚种通常会有特定的地理范围。不同亚种之间也会存在细微的颜色或行为上的差异。举例来说，罗氏长颈鹿居住在非洲东部，其自身特殊的斑点颜色及小腿上没有花纹使人们可以很容易地将它与其他长颈鹿区分开。

亚种对于那些试图理解物种发生原理的科学家来说非常重要。这些亚种展现了一个古老的种群和一个全新的种群之间的中间状态。

个就是生物学上关于物种的概念。然而，这个定义有一个很大的问题，那就是它只适用于通过精子和卵子结合来进行有性生殖的生物。像细菌这类通过无性生殖来繁殖的生物就被排除在外了。同时，不同物种之间的交配在自然界中有时也可能发生，这样跨物种繁殖产生的后代被称为"杂种"，它们通常是不育的，无法成功地繁衍后代。然而，对于一些特定植物群体来说，杂交可能是形成新物种所必需的步骤。

进化学上的物种概念

如今生物学家经常使用另一种方式来定义物种，这就是"进化学上的物种概念"。在这种定义下，一个物种是由所有拥有相同进化史的个体构成的。它和生物学上的物种概念不同，可以涵盖进行无性生殖的生物。然而，这种定义方式可能无法扩展到某些化石中。

隐存种

有些物种在人眼看来是完全相同的，只有通过详尽的行为学和遗传学研究才可以把这些物种区分开，生物学家将这些物种称为"隐存种"。隐存种的普遍存在可能是地球物种多样性被严重低估的原因。隐存种最为著名的例子就是欧洲地区的伏翼蝙蝠。

蝙蝠通过发出高频的叫声，然后倾听从四周反射回来的声音，在黑暗中确认路

月见草的种类超过140种。很多品种的月见草可以繁殖产生后代。

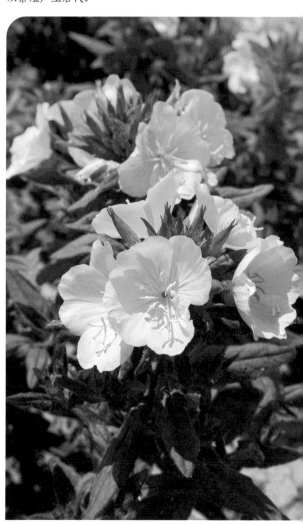

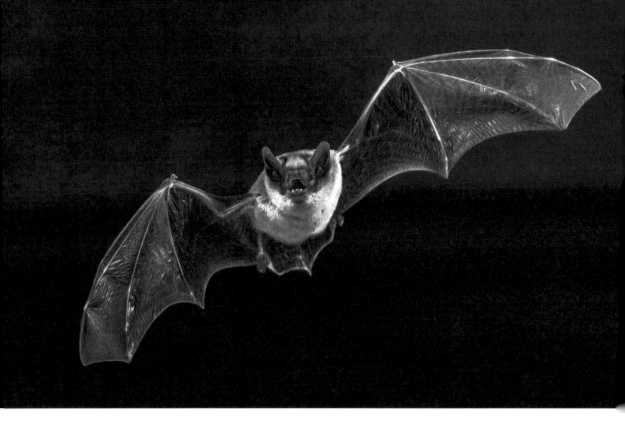

径。20世纪90年代，英国生物学家发现，一些伏翼蝙蝠的叫声频率比其他伏翼蝙蝠的高得多，但它们在解剖结构上并没有什么不同。

为了进一步弄清这些蝙蝠叫声不同的原因，生物学家研究了这些蝙蝠的基因。他们发现伏翼蝙蝠其实可以分成两个不同的种类。如今，发出更高频率叫声的伏翼蝙蝠又被称为"高音伏翼"。生物学家到目前为止还没有弄清隐存种进化的准确方式。不过，他们已经有一些理论来解释这个问题了。

新物种是如何形成的

当一个已存的物种发生分离时，新物种就出现了。新物种的出现有很多种方式，其中一种方式被称为"异域物种形成"。当种群因地理上的阻碍而分隔时，异域物种形成便会发生。这些阻碍可以是河流或者山脉。异域物种形成也可能发生在物种到达离岸岛屿并与剩下的种群分隔开时。在异域物种形成的情况下，生物种群会不断进化，直

伏翼蝙蝠就是隐存种的一个典型例子。不同种类的伏翼蝙蝠在外观上完全相同，但它们用于回声定位的叫声频率是完全不同的。这使得它们成为不同的物种。

到某个种群中的个体再也不能跟另一个种群中的个体繁殖为止。

另一种物种形成的方式被称为"同域物种形成"。这种方式不需要地理上的阻碍。物种因为避免竞争或者利用新食物来源而分离时，同域物种形成便可能发生。

很多物种的染色体（基因的聚合体）数目是不同的，这也意味着不同的物种无法一起生育后代。然而，有些植物物种在繁殖的过程中可以轻易地使自身的染色体数目加倍。染色体数目加倍后的植物被称为"多倍体"。这可以导致物种形成在一代的时间内迅速地发生。举例来说，普通小麦就是一种拥有其野生祖先六倍数量染色体的品种。多倍体通常会比有正常数目染色体的植物拥有更肥大的叶子和种子。

占据优势的杂种

杂交的存在给生物学上的物种概念制造了一个大难题。大部分杂种无法很好地适应环境，而且它们通常是不育的。但是，一些亲缘关系较近的物种杂交产生的杂种可能会比它们的亲本拥有更好的生存能力，这被称为"杂种优势"。杂种优势通常存在于植物中，如玉米等很多农作物就是利用杂种优势培育出来的。

生殖隔离

不管其背后的机理是什么，物种形成的原因都是某一个群体中的个体与另一个群体中的个体无法在一起生育可育后代，生物学家将这种现象称为"生殖隔离"，它阻止了基因流动。

如果两个物种尝试去适应不同的栖息地，它们之间的生殖隔离就与地理相关。当两个物种每天的活动时间不同，或者每年繁殖的时节不同时，它们之间的生殖隔离就是与时间相关的。与时间相关的生殖隔离发生在很多植物中。

在物种形成完成之后，还会有一些机制来保证不同物种之间的杂交不会发生。其中就包括让杂种的后代对环境的适应能力比任何一个亲本物种的都低。

适应辐射

任何一个生存环境中都存在着很多生态位，其中生物有着各种各样的生存方式和栖息地，长嘴导颚雀（一种雀类）就在夏威夷丛林中担任昆虫捕食者的角色。当一个区域内某一个生态位缺失时，该区域内的某个物种就会分化来填补这个生态位，然后产生的每一代都能更好地适应这个特定的生态位，到最后新的物种就形成了。生物学家将这个过程称为"适应辐射"。

太平洋中的加拉帕戈斯群岛因为有15种不同的雀类而闻名。这些雀类有一个共同的祖先，它们起初是从南美洲飞到加拉帕戈

小麦是多倍体作物中的一种。有些小麦物种有4组染色体，有些则有6组。

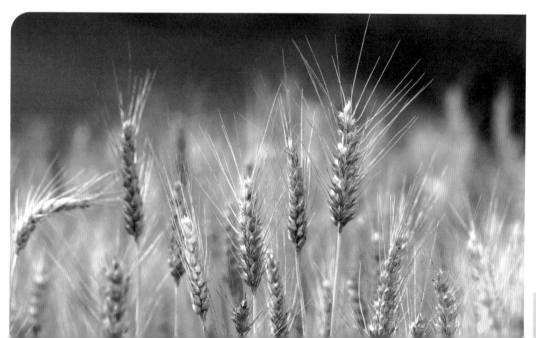

寄生虫和生殖

生物会和它们的寄生虫一起进化。生物学家认为，通过精子和卵子结合来实现的有性生殖，其实是一种让自身获得对于寄生虫的优势的进化策略。因为在有性生殖过程中，基因会重组形成新的遗传基因组合，所以有性生殖相对于无性生殖来说可以更快地进化。

斯群岛上的。在没有竞争者的情况下，这些雀类在岛屿间辐射开来，并很快形成了不同的物种。不同的雀类物种拥有不同形状的喙，喙的形状与这些新物种在栖息地的生态位和食物来源有关。

协同进化

有些时候，两个或多个物种的进化会紧紧联系在一起，这种情况被称为"协同进化"。有些物种间已经建立了非常亲密的关

系，它们在单独的情况下无法生存。牛、绵羊、山羊和鹿这些反刍动物是无法靠自身消化植物中一种难以消化的化学成分——纤维素的，但同时，这些反刍动物又需要纤维素中所含的能量。

反刍动物依靠它们肠中的一种微生物来消化纤维素。这些微生物可以将反刍动物吃进去的食物中的纤维素分解，从而使其更容易被消化。作为回报，反刍动物为它们体内这些微小的伙伴提供一个安全、温暖、有着无限食物的环境。反刍动物和这种微生物彼此依赖。像这样两个物种都能从中获益的亲密关系被称为"互利共生"。这通常是数百万年协同进化的结果。

然而，协同进化也不总是互惠互利的。举例来说，捕食者和它们的猎物就在进化过

奶牛依靠它们肠中的细菌来分解它们吃进去的植物中的纤维素。奶牛和这种细菌形成了一种互利的亲密关系，这种关系被称为"互利共生"。

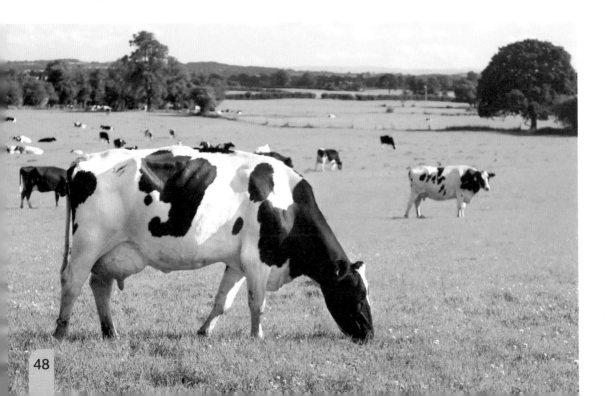

辐射与取代

地球诞生以来，在一些较为罕见的情况下，某些物种会呈现出明显的进化优势，以帮助自身扫除竞争者。这种情况的一个例子就是距今3.2亿年前的古代两栖动物，它们进化出了具有羊膜的卵。羊膜卵有一层防水的壳，它们使动物可以在远离水的地方产卵。羊膜卵加上防水的皮肤，便催生出了一种全新的动物种类——爬行动物。爬行动物占据了之前两栖动物无法占据的生态位，而这也导致了由适应辐射带来的快速的物种形成。因为自身可以更好地适应远离水的生活，所以爬行动物很快就取代了两栖动物，成为陆生脊椎动物的主体。后来又出现了另外两种羊膜卵动物，一种被我们称为"哺乳动物"，另一种被我们称为"鸟类"。

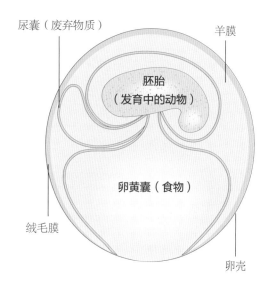

尿囊（废弃物质）
羊膜
胚胎
（发育中的动物）
卵黄囊（食物）
绒毛膜
卵壳

上图展示了在现今的爬行动物、鸟类及部分哺乳动物中广泛存在的羊膜卵的结构。羊膜和绒毛膜是用来控制水分和氧气移动的膜状结构。包括人类在内的大部分哺乳动物，在子宫中有一个跟羊膜卵类似的结构。

适应辐射

在大概一百万年的时间里，夏威夷群岛中的管舌鸟分化出了很多新的物种，它们分化的方式与加拉帕戈斯群岛中雀类的分化方式很相似。

通过适应辐射，管舌鸟适应了新的生态位，并且可以利用不同的食物。它们的喙也因为食物的不同而在形状上有了很大的改变。有些管舌鸟有很厚重的喙，适于进食昆虫、种子和果实；有些管舌鸟的喙则是细长且向下弯曲的，这方便了它们吸食花蜜。令人难过的是，目前大部分种类的管舌鸟是濒危物种，而有一些种类的管舌鸟已经灭绝了。

程中不断较量。捕食者会通过进化来提高自己的捕食成功率，而猎物也会通过不断地进化来逃避抓捕。

趋同进化

在亲缘关系上并不紧密的不同生物可能会由于居住在类似的环境中而进化出相似的身体结构，这种现象被称为"趋同进化"。很多澳洲的有袋动物与世界其他地方的哺乳动物具有一定的相似性。比如，有一种会挖洞的有袋动物看上去就跟鼹鼠一样；另外，有一种会滑翔的有袋动物看上去很像鼯鼠；甚至还有一种有袋的"猫类"——袋鼬，在很多方面跟家猫很相似。

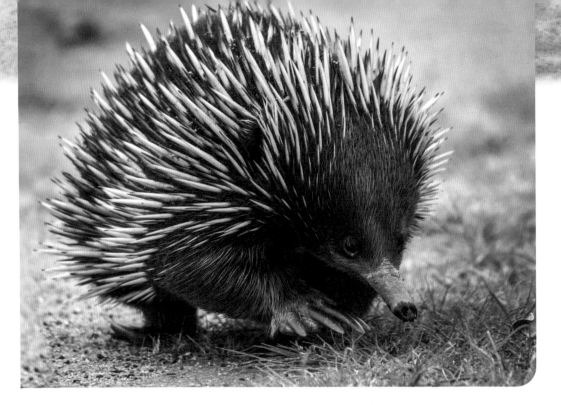

时间推移产生的趋同

趋同进化并不需要两个物种的进化发生在同一时期。对于化石记录的研究显示，某些身体特征（又被称为"外在形态"），可以在不同的动物群体内一遍又一遍地进化出来，生物学家把这种现象称为"重复进化"。例如，数量众多的剑齿类哺乳动物，它们使用长长的犬齿来帮助自身快速杀死大型猎物。最早的剑状牙齿出现在一类名叫"肉齿目"的哺乳动物身上，它们生活在大约5500万年以前。后来，剑状牙齿又出现了两次进化。一次出现在已经灭绝的类猫类食肉动物——猎

在澳洲生存的卵生动物针鼹主要以蚂蚁和白蚁为食。针鼹进化出了和其他包括南美洲的食蚁兽在内的食蚁哺乳动物类似的身体特征。它们都拥有长长的鼻子和强有力的前爪。强壮的前爪可以帮助它们破坏并进入蚂蚁或者白蚁的巢穴。

猫身上；另一次则出现在猫科动物身上。最后的剑齿虎类动物——似剑齿虎，生活在北美洲，已在大约1.1万年前灭绝了。

吃蚂蚁的动物

很多动物以蚂蚁和白蚁为食。有些哺乳动物进化出长长的鼻子和舌头，利用嗅觉感知来捕捉这些昆虫。它们有着强有力的前爪，可以撕开昆虫的巢穴。南非的土豚就是这样一种动物。在世界的其他地方也有一些以蚂蚁为食的动物，它们都因为以蚂蚁为食的特性而进化出了类似的身体结构。

科学词汇

异域物种形成：通过地理隔离的方式产生新物种的过程。

协同进化：两个相互依赖的物种一同进行改变的进化方式。

隐存种：外形相似，根据表面特征无法明确区分的物种。

重复进化：在较长的时间里，不同的生物群体重复进化出相似结构的过程。

生殖隔离：一个种群和另一个种群分离开来。不同种群的个体无法再进行交配。

同域物种形成：通过行为或者其他方面的机制，而不是地理隔离的方式，产生全新物种的过程。

群体中的安全性

为了生存，被捕食的动物已经发展出了多种多样的能力来帮助它们定位和逃离捕食者。举例来说，生存在草原上的有蹄类动物是群居的。这是因为很多双眼睛要比仅仅一双眼睛更容易发现和定位潜在的捕食者。有些有蹄类动物，如斑马和角马，经常会一起进食，以给予自身更多的机会来发现危险。

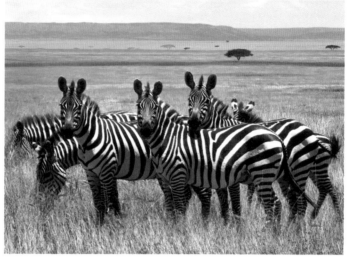

这些斑马身上的独特条纹可以帮助它们在非洲大草原的长草丛中伪装自己。它们同时也会密切关注着如狮子等捕食者的动静。

有袋剑齿类动物

剑状牙齿同样在有袋类哺乳动物身上出现。袋剑齿虎生活在大约200万年前的南美洲，有着非常大的犬齿，这些犬齿位于下颚部向下延伸出来的一对凸缘上。这种令人畏惧的犬齿会在它一生中一直生长，那一对凸缘则起到打磨牙齿以使其保持锋利的作用。

目前，世界上已经没有任何剑齿类动物了，但是在亚洲中部生活的云豹，拥有猫类动物中最大的犬齿。也许再经过几百万年的时间，这种丛林中生存的豹类会再次进化出剑状牙齿。

灭绝

地球上曾存在的物种有超过99%已经灭绝了。一个物种的平均寿命（物种形成和灭绝之间的时间）是200万年到300万年，但对于鲨之类的物种来说，它们的寿命要长得多，而且在它们漫长的生命中也没有发生太多的改变。

物种的灭绝可能是因为气候或栖息地的改变，也可能是物种之间的竞争，还有可能是因为火山爆发或陨石撞击。物种也可能因为人类对其的捕猎或者对其栖息地的破坏而灭绝。在地球漫长的岁月中，大量物种会在较短的一段时间里灭绝，生物学家将这种大灭绝称为"物种集群灭绝"。一次较为著名的物种集群灭绝发生在大约6500万年前，陨石的撞击造成了大量大型爬行动物和非禽类恐龙的消失。

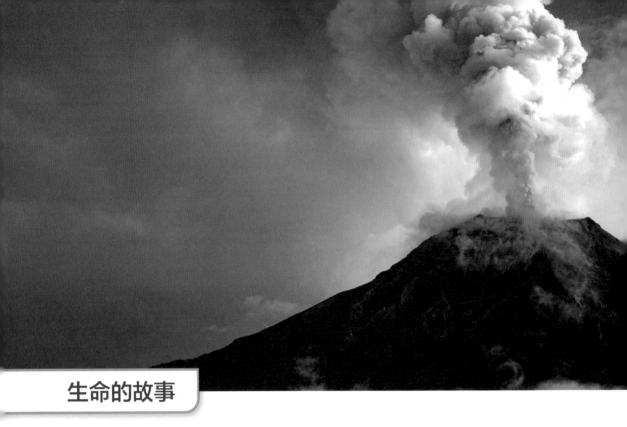

生命的故事

科学家相信最早的简单生命形式于大约 40 亿年前在海洋中出现过。经过 30 多亿年的时间，动物和植物终于可以在干燥的陆地上生活了。

在大约 45 亿年前，地球刚刚形成，那个时候的地球还是一个由炎热的岩石构成的无生命球体。地球上的火山不断爆发，释放出大量气体，这些气体最终形成了大气层。那个时候的大气层跟现在的大气层并不相同，它的主要成分是有毒气体，而不是氧气。空气中的水蒸气逐渐冷却，最终形成海洋。海洋是 40 多亿年前生命开始的地方。

已知的最早生命形式是微小的单细胞生物，它们被称为"原核生物"，细菌就是一种原核生物。有一些被称为"蓝细菌"的原核生物，可以利用阳光中的能量来制造食物，并且在制造食物的过程中释放出氧气。氧气在地球大气层的高处形成了臭氧层，臭氧层可以屏蔽很多由太阳产生的有害辐射。氧气的不断积累杀死了很多古老的原核生

数十亿年前的火山喷发，向空气中释放了大量的气体。这些气体形成了地球上绝大部分物种都赖以生存的大气层。

物，但那些幸存下来的物种可以利用氧气高效地从食物中获取能量。

生命的摇篮

在生命最初出现时地球环境究竟如何这个问题上，生物学家分成了几派。有些科学家认为生命起源于被冰覆盖的海洋。另一些科学家认为生命起源于海底热泉所形成的沸腾环境中，还有一些科学家则认为生命起源于一些含有火山及间歇泉释放出来的矿物质的浅潮池中。此外，在地球早期，撞击到地球表面的流星和彗星也有可能提供了生命起源所需要的原始物质。

更为复杂的生命

一种更为先进的被称为"真核生物"的生命出现在距今 20 多亿年前。与原核生物不同，这些单细胞生物的遗传物质都包裹

在核膜之中。最早的真核生物是通过两种互惠共生的不同原核生物的结合而形成的，其中的一种原核生物形成了现在细胞中提供能量的迷你器官——线粒体。数百万年后，由很多细胞组成的后生动物开始出现。细胞开始组合在一起形成组织，行使特定功能，如进食、行走和繁殖。目前最古老的后生动物化石是 10 多亿年前一种蠕虫状动物在泥浆中挖洞所留下的痕迹。

这些古老的软体后生动物包括蠕虫和水母，它们中的很多物种包含在埃迪卡拉生物群中。这个生物群是以澳大利亚的埃迪卡拉山地来命名的，科学家在埃迪卡拉山地发现了大量那个时期的生物化石。大部分动物中的门（分类学上的一个大类），尤其是有甲壳或者身体其他部位硬质的动物，是在大

地质年代

生物学家将地球的历史分成了几个大的代（era），每个代又可以细分成不同的纪（period）。通过研究不同时期岩石中辐射性矿物质的衰变，科学家估算出了每一个时期持续的大概时间（通常为数百万年）。因为不断有新的发现，科学家也在持续地调整每个阶段的时间。

代/百万年		地质年代中的纪和世		首次出现
2	第三纪	更新世		原始人（上新世）
5		上新世		
11		中新世	晚期	猿类（中新世）
16			中期	
24			早期	
38		渐新世		猴子（渐新世）
54		始新世		马（始新世）
65		古新世		
97	中生代	白垩纪	早期	现代哺乳动物（白垩纪）
144				被子植物（白垩纪）
208		侏罗纪	晚期	鸟类（侏罗纪）
			中期	
			早期	恐龙（三叠纪）
245		三叠纪	晚期	
			中期	
			早期	
286	古生代	二叠纪	晚期	爬行动物（二叠纪）
			早期	
360		石炭纪	晚期	
			早期	两栖动物（泥盆纪）
408		泥盆纪	晚期	鲨鱼（泥盆纪）
			中期	
			早期	菊石（志留纪）
438		志留纪	晚期	有颌鱼类（志留纪）
			中期	
			早期	
505		奥陶纪	晚期	陆生植物（奥陶纪）
			中期	
			早期	
540		寒武纪	晚期	三叶虫（寒武纪）
			中期	
			早期	
900	前寒武纪	元古宙	晚期	软体动物（元古宙）
1,600			中期	
2,500			早期	
4,600		太古宙		最古老的来自冰川的沉积物质（太古宙）

约5.42亿年前的寒武纪大爆发中出现的。诸如软体动物、棘皮动物（海星及其亲缘物种）和节肢动物（虾蟹）这样的重要动物群体都是在那个时期出现的。

最早的脊椎动物

4.8亿年前，最早的脊椎动物（拥有脊椎的生物）出现了，它们是和现代的七鳃鳗很相似的无颌鱼类。到了泥盆纪，一些肉鳍鱼进化出了与肺相似的、可以用于呼吸的结构，它们同时也拥有强壮的鱼鳍，可以在海底移动和升降。这样的鱼类开始爬上海岸，可能是为了避免和其他鱼类的竞争，也可能只是为了进食。它们随后加入了陆生动植物的群体，而在它们之前，昆虫和蜘蛛早已在陆地上生存了。

两栖动物的出现

这些早期的鱼类进化成两栖动物。尽管两栖动物可以自由地在陆地上呼吸和移动，但它们还会因为自身皮肤过快地流失水分而不得不回到水中进行繁殖。3.2亿年前，随着羊膜卵的出现，一种新的具有防水皮肤的脊椎动物出现了，它们取代了两栖动物，成为陆生脊椎动物的霸主，它们就是爬行动物。

爬行动物的时代

爬行动物可以在远离水的地方生存和产卵，它们因此而开始扩张栖息地。早期的爬行动物看上去就跟小型蜥蜴一样，但是在2.52亿年前二叠纪生物大灭绝后，大型的爬行动物开始出现，并统治了陆地、海洋和天空。

小试牛刀

化石印记

人们对于埃迪卡拉生物群的了解只能来源于它们的化石印记。这些化石印记包括生物在软泥中移动留下的痕迹，以及它们在洞穴中生活或移动的轨迹。科学家利用这些线索来研究这些物种的外貌特征。他们通过建模来产生类似印记，以测试自身的理论。

尝试用一些树叶和松果之类的自然事物在湿黏土上制造一些印记，然后拿着这些印记考考你的朋友，看看他们能否猜出这些印记来源于什么物品。

长颈蛇龙、沧龙和长得很像海豚的鱼龙等海洋爬行动物，以及鱼类、蟹类、龙虾和诸如菊石、鱿鱼等软体动物一起，在海洋中游动。被称为"翼龙"的飞行爬行动物，则依赖它们被皮肤覆盖的双翼，在空中翱翔。最大也是最壮观的爬行动物类群，也就是恐龙，则和昆虫、两栖动物、早期的哺乳动物，还有鸟类一起生活在陆地上。随着1.3亿年前被子植物的出现，昆虫群体蓬勃发展，蜜蜂这类新昆虫不断出现。

这是一种被称为"菊石"的生物化石。这些螺旋形的无脊椎动物生存在距今6600万到4亿年前的海洋中。现代物种中与菊石有亲缘关系的有墨鱼、章鱼和鱿鱼。

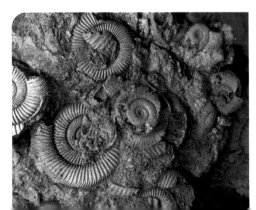

多少根指骨

仔细看看你的手指。在人类的远古祖先中，这些骨头形成的是鳍条（鱼鳍的支撑物）。当肉鳍鱼转为陆生时，这些鳍条就变成了指骨。科学家惊奇地发现，早期的陆生脊椎动物有多达8根指骨，而不是如今常见的5根。这些多余的指骨在脊椎动物开始在陆地上生活后不久就消失了。人类手臂和手掌中的骨骼是经历了数百万年的时间进化而来的。

	桡骨		鳍条和指骨
	肱骨		掌骨
	尺骨		

人类手臂的骨骼

鳍条

彼得普斯螈（*Peder-pes*），一种5指或6指的陆生脊椎动物（3.48亿年前）。

棘螈（*Acanthostega*），一种8指陆生脊椎动物（3.65亿年前）。

泰罗鱼（*Sauripterus taylori*），一种肉鳍鱼（3.7亿年前）。

恐龙的多样性

从化石中我们发现了1000多种非鸟类的恐龙。有些恐龙体型很小，只有鸡那么大；有些恐龙，如长颈蜥脚恐龙中的梁龙，体型可以达到喷气式客机的大小。生物学家通过研究恐龙骨骼来判断它们的生活方式。

生物大灭绝

纵观地球的历史，生物经历了从出现、繁荣到消亡的过程。有时候，大量的物种会在同一时间死去，这种现象被称为"生物大灭绝"。我们很难查明生物大灭绝的原因，有可能是小行星的撞击，也有可能是火山喷发出的烟尘阻碍了阳光。

最大的一次生物大灭绝发生在2.52亿年前的二叠纪末，那个时期地球上有超过90%的物种灭绝了。科学家认为，生物大灭绝是周期性出现的，大约每2600万年出现一次。

恐龙的牙齿结构表明很多种恐龙是以植物为食的，如蜥脚类、剑龙类、甲龙类，以及包括三角龙在内的角龙类。其他恐龙则是食肉动物，其中体型最大，也是最为人所熟知的，就是霸王龙，它们一般是独居的猎食者。体型较小，也更为灵活的猎食者，如虚骨龙，被认为是团体狩猎的。

恐龙的血是热的吗

大部分科学家认为，至少有一些恐龙是恒温动物，它们不依赖周围环境来控制自身的体温。蜥脚类恐龙体型巨大，足以长期保存自身的热量；体型较小的物种则可以通过自己产生热量来保持自身的温度。从20世纪90年代起，科学家在中国陆续发现了一些令人惊叹的化石。这些化石显示，有些恐龙可以利用自身细腻柔软的羽毛来保持自身的温度，一些翼龙的身体上还有毛发来保暖。恐龙身上羽毛的存在解决了一个长期存

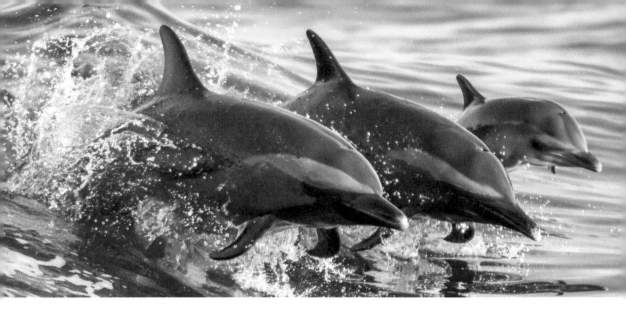

在的问题，它证明了鸟类的确是从恐龙进化而来的。

成为鸟类

鸟类是由距今大约 1.6 亿年前的小型恐龙进化而来的。恐龙身上用于保暖的羽毛为了飞行而逐渐发生改变。2003 年，四翅滑行恐龙（四肢上各有一个翅膀）的发现强烈地提示我们，鸟类是从那些善于攀爬或者在树间滑行或滑翔的恐龙进化而来的。早期的鸟类仍然保持着爬行动物的一些特征，尽管这些特征在现代鸟类中已经不复存在。举例来说，始祖鸟就有着长长的、带骨的尾巴，它还有牙齿，以及翅膀上的爪子。

为什么恐龙要长得如此巨大

梁龙和腕龙这样巨大的食草蜥脚类恐龙要比如今陆地上体型最大的非洲草原象大很多。这些巨型恐龙进化出了长长的脖子，以帮助它们寻找树顶的食物和探测远处可能存在的危险。当食肉恐龙的体型也在增大时，只有那些体型最大的蜥脚类恐龙才能够存活下来，并将自己的基因传递给下一代。这场生物界的军备竞赛推动了更大型的蜥脚类恐龙的出现，一种被称为"阿根廷龙"的食草恐龙，体重可以达到 100 吨以上。

现代海豚的祖先是在距今大约 2500 万年的渐新世出现的。

哺乳动物的开始

另一种主要的脊椎动物在大约 2.1 亿年前从爬行动物进化而来。哺乳动物就是从一种类似于哺乳动物的爬行动物——犬齿龙进化而来的。当恐龙统治陆地时，这些恒温的、毛茸茸的动物体型还很小，长得很像老鼠。

6600 万年前，小行星撞击地球，杀死了非鸟类的恐龙、翼龙、大部分海洋爬行动物，以及包括菊石在内的一些其他物种。蜥蜴、龟和鳄鱼这类小型爬行动物却存活了下来，一同存活下来的还有两栖动物、哺乳动物、鸟类，以及包括蜘蛛和昆虫在内的一些无脊椎动物。恐龙的灭绝使得哺乳动物可以长得更大，它们最终成为统治陆地和海洋的脊椎动物。

到处都是哺乳动物

在陆地上，哺乳动物迅速分化。在北半球，最初的马、骆驼、大象、猴子及啮齿动物纷纷出现，同时出现的还有食肉动物的先驱，如狼、熊和猫科动物。它们都是胎盘哺乳动物。它们的后代会在母亲体内发

水中的演化

鱼龙是海洋爬行动物，它们有着十分有利的流线型身体，身体末端则是分叉的尾巴。它们还有两个前鳍来控制游动方向，以及一个狭长的颚部，颚部上面排满了锋利的牙齿，可以帮助它们捕食。与其他爬行动物在陆地上产卵不同，鱼龙会在水中生产并养育后代。

从各种角度来看，这些敏捷的游泳健将都和现代的海豚十分相像。然而，海豚是海洋哺乳动物。这两种生物的亲缘关系其实很远。它们就是趋同进化的很好的例子。在趋同进化中，不同种类的生物会为了适应它们相似的生存环境而进化出类似的身体特征。

育，在出生时就已经发育良好了。在南美洲、澳大利亚和南极洲，还有一个被称为"有袋动物"的群体迅速繁荣起来。它们的后代出生时是十分微小和脆弱的，需要在母亲的育儿袋中发育。只有少数几种哺乳动物，如针鼹，会通过产卵的方式来表明它们是从爬行动物进化而来的。大约 5000 万年前，蝙蝠开始在夜空中飞翔。蝙蝠对包括飞

蛾在内的众多夜行昆虫有着很大的影响。因为蝙蝠捕食的威胁太过巨大，有一种飞蛾甚至放弃了它们的夜行生活，转而开始在白天寻找食物。这些飞蛾就是我们今天看到的那些蝴蝶的祖先。

到了中新世，像鹿和猪这样的有蹄类哺乳动物开始蓬勃发展，而啮齿动物也开始分化，并形成了最大的哺乳动物群体。上新世时，漫长寒冷的冰河时期和较为温暖的时期交替出现。恒定的体温帮助哺乳动物撑过了上新世时的气候更迭。

科学词汇

生物界的军备竞赛：捕食者和其猎物之间的共同进化。

真核生物：由真核细胞构成的生物。动物、植物和真菌都是真核生物。

原核生物：由原核细胞构成的生物，细胞中没有膜结构包围的核和其他细胞器，包括古核生物和细菌。

短吻鳄是活化石。从大约 2.4 亿年前在地球上出现至今，它们几乎没有发生改变。

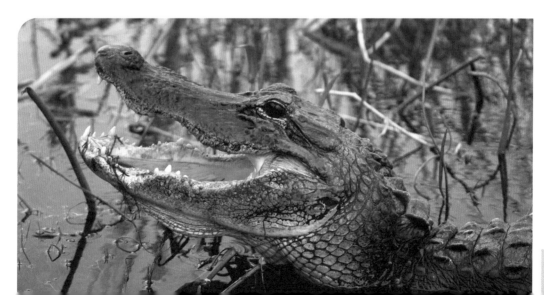

人类进化

人类由500多万年前的类人猿祖先进化而来。人类在进化的过程中逐渐学会了熟练地使用工具，发明了语言，并逐渐分散到了全世界。

查尔斯·达尔文最先指出人类是经历了数百万年时间才从类人猿进化而来的。达尔文的观点在当时引起了人们的愤怒和嘲笑。然而如今，绝大部分人已经接受了人类是进化而来的观点。对化石骨骼的探究和远古工具的发现，以及对DNA的研究，无

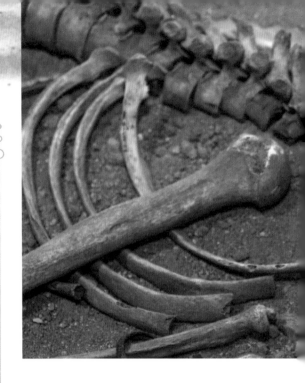

不佐证着进化论。最终进化为人类的类人猿是在大约500万到1200万年前从现在猿类的祖先中分离出去的。DNA方面的证据显示，尽管在之后的很长一段时间里，两个群体中的个体还可以相互杂交，但从进化上来说，两个群体其实是各自独立发展的。人类的猿类祖先可能居住在非洲东部的丛林中。大约500万年前，人类的祖先从树上转移到了地面上。这种生活方式的改变可能是由

DNA方面的证据

在最近几年里，科学家对人类和其他灵长类动物的DNA进行了测试。结果显示，人类和黑猩猩、大猩猩具有十分紧密的亲缘关系。人类现存的最近的亲戚是倭黑猩猩（如下图所示），它们居住在非洲西部，且数量正在不断减少。DNA方面的证据也得到了其他科学领域研究的支持。人类、猴子及猿类血液、大脑及其他身体结构的对比，进一步支持了这种观点。

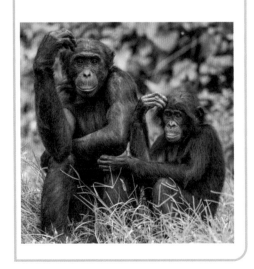

伪造品

当达尔文的观点被广泛接受时，科学家开始努力寻找"缺失的关联"，也就是人与猿之间的中间形式。这种中间形式可以证明人类的确是从猿进化而来。1912年，一个和猿类头骨类似的人类头骨在英格兰皮尔当的一个采石场被发现。

"皮尔当人"（头骨）很快就被认作人猿之间的中间形式。然而，"皮尔当人"的真实性却被足足质疑了40年。1953年，人们对头骨的检测证明，它根本就是人类和猿类残骸的拼接物。没人知道到底是谁策划了这场著名的骗局。

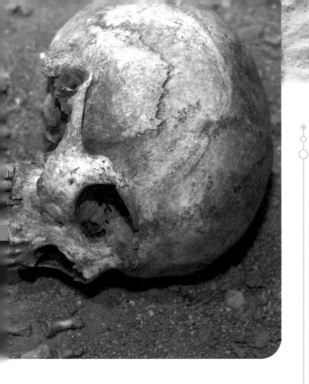

科学家了解人类进化的方法包括对已发现的人类骨骼化石的研究。

于气候改变带来的森林面积的减少引起的。它们开始尝试直立行走，从而解放了双手以完成其他的任务。这些原始人也开始进化出更大的大脑。最早拥有与人类相似外貌的生物生活在400万年前，它们属于南方古猿（*Australopithecus*）。

人类的祖先

南方古猿生活在200万到400万年前的非洲东部和南部，它们看上去很像猿类，但可以直立行走。它们在平原上游荡，寻找水果、坚果及根茎类食物。它们的体型比现代人要小，大脑的大小也只有现代人的三分之一。到目前为止，我们已经确认了数种不同的南方古猿，包括1974年在埃塞俄比亚发现的阿法南方古猿（*Australopithecus afarensis*）。最早被发现的标本来自一只雌性古

位于坦桑尼亚境内的奥杜瓦伊峡谷是东非大裂谷的一部分。在这里，我们发现了大量著名的原始人化石及石器时代的工具。

非洲的发现

南方古猿和能人（*Homo habilis*）等人类祖先的化石都出自非洲的东部和南部。很多种原始人，包括最终进化为现代人类的那一支，都是从那里进化的。东非大裂谷的岩石中包含了很多人类起源之谜的线索。1964年，英国古生物学家路易斯·李奇（1903－1972年）和其妻子玛丽·李奇在坦桑尼亚境内的奥杜瓦伊峡谷中发现了能人的遗迹。在这个峡谷中，人们还发现了很多其他遗迹。1974年，美国古生物学家唐纳德·乔纳森（生于1943年）在埃塞俄比亚的哈达尔发现了阿法南方古猿的一具骨架。他将这个不久之后就变得非常出名的骨架命名为"露西"。

猿，科学家把她命名为"露西"（Lucy）。

名为露西的南方古猿

露西体型娇小，只有不到120厘米高。其大脑的大小和黑猩猩相似，手臂长度则接近猿类，但其可以站立并直立行走。很多古生物学家认为人类是从一种和我们亲缘关系更近的物种——南方古猿惊奇种（*Australopithecus garhi*）进化而来的。这个物种是1999年在埃塞俄比亚发现的。

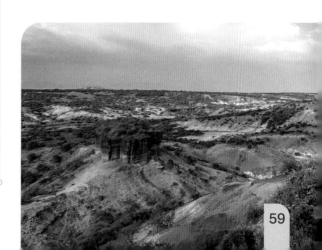

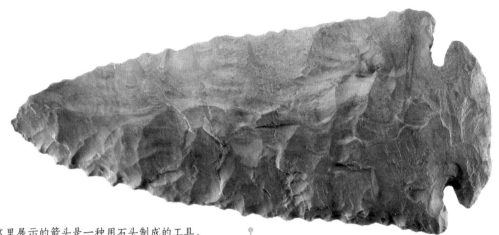

这里展示的箭头是一种用石头制成的工具，简称"石器"。早期人类的不同物种都会制作石器，随着人类技术的提高，石器的形状和效力都在逐渐改善。

能人

200万年前，和现代人类已经很接近的原始人从某一种南方古猿中分化了出来。这类原始人也是最早拥有现代人特征的物种。该物种和现代人一起被归为人属（*Homo*），它们被称为"能人"，意为巧手之人。这类人类祖先的遗迹是在非洲东部的肯尼亚及坦桑尼亚境内被发现的。对其化石的研究表明，能人比任何一种南方古猿都要高大，其下巴不再那么突出，同时大脑的大小也达到了现代人类的一半。能人之所以被称为能人，是因为它们十分擅长打磨石头来制造锋利的工具，用于切割和刮削。在这些能人的营地中发现的动物骨骼上通常有能人制造出的石器所留下的划痕。没有人确定这些早期的人类是通过捕猎来获取新鲜肉食的，还是仅仅从其他猎食者留下的猎物残骸中获取食物的。

直立人

从大约150万年前开始，一些人类物种开始了进一步的进化。起初人们把它们归于同一个物种——直立人（*Homo erectus*），意为直立的人类。但如今，它们被分成数个物种，包括海德堡人（*Homo heidelbergensis*）和匠人（*Homo ergaster*）。这些原始人同样来自非洲，但后来迁居到了其他地方，如欧洲各地和中国。在大约100万年前，人类的祖先又到达了印度尼西亚。直立形态的原始人比早先的原始人更为高大，也更为敏捷。它们的大脑经过了数千代的进化，大小已经

类猿的先祖

《圣经》的第一章提到，上帝根据自身的形象创造了人类，并让其凌驾于其他所有动物之上。19世纪中叶，一些基督徒将这段描述奉为圭臬。所以，当达尔文提出人类是从更为原始的生物进化而来的时候，他的观点引起了不小的骚动。大部分人认为达尔文是在说人类的祖先是猴子，但那其实是对达尔文观察结论的误解。

达尔文意识到，人类和猿类在远古时期拥有共同的祖先，但猿类从远古到现在也在持续不断地进化。然而，至少在当时，很多人认为达尔文的想法是十分荒谬的。

与现代人类的大脑十分接近了。科学家相信，直立人是最早会通过生火或者穿着动物皮毛制成的衣物来帮助自身在严冬中取暖的物种。

智人

大约35万年前，原始人中的一支（可能是海德堡人）逐渐进化为智人（*Homo sapiens*），意为有智慧的人。智人也是我们现在所属的物种。15万年前，晚期智人（*Homo sapiens sapiens*）在非洲东部出现。现在世界各地的所有人类都是这批晚期智人的后代。

其他的人类物种也同时存在于这个时期。尼安德特人（*Homo neanderthalensis*）

小试牛刀

为踪迹制造石膏件

科学家会使用熟石膏来为那些成为化石的动物踪迹（如在奥杜瓦伊峡谷发现的那些）制造石膏件。你不妨尝试一下使用相同的方法来为动物的踪迹（甚至是你自己留在湿土或者沙地上的脚印）制作一个石膏件。首先，可以用硬纸板做出一个环状结构，并用做成的硬纸板环围住脚印（环的边缘包围踪迹）。然后将熟石膏和水在碗中混合调制。当熟石膏变得黏稠时，将其倒入你之前固定好的硬纸板环中。20分钟后，将熟石膏取出。等待大约一天的时间，石膏件便会变得足够坚硬，此时你就可以清晰地展示自己的作品了。

性别二态性

在诸如能人这类古老原始人中，雄性和雌性在体型上有着显著的差异。能人中的雄性身高可以达到1.5米，而雌性身高只有0.9到1.2米。这种差别被称为"性别二态性"。性别二态性也在猿类及其他物种中出现。性别二态性在大约100万年前的原始人中已经没有那么明显了，而在现代人类中，性别二态性的程度更是进一步减轻了。

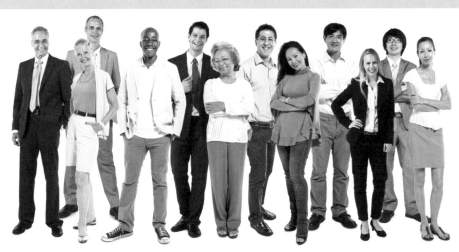

尽管现代人类中依然存在一定的性别二态性，但其显著程度相较于原始人中所存在的性别二态性，要轻得多。

全球迁徙

现代人类在大约7万年前从非洲向世界各地迁徙。新的发现在不断改变我们对于其迁移的具体时间的认识。同时，关于人类的迁徙还存在很多未解之谜，其中最引人入胜的问题就是他们与其所遇到的其他人类群体（如欧洲的尼安德特人和亚洲的丹尼索瓦人）的关系。1998年，一具孩童的化石在葡萄牙被发现，它兼具尼安德特人和人类的特征。这提示科学家，人类和尼安德特人可能进行过杂交。对于我们DNA的分析也表明，我们包含一些来自尼安德特人和丹尼索瓦人的DNA。

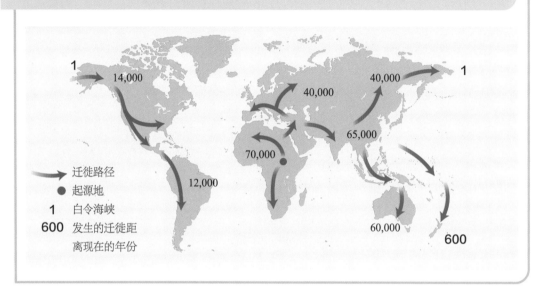

图例：
→ 迁徙路径
● 起源地
1 白令海峡
600 发生的迁徙距离现在的年份

拥有短小精悍的身体，但缺乏和现代人类相似的突出下巴。

尼安德特人从大约15万年前就已经在欧洲和中东生活了。他们是制造工具和打猎的专家，同时也是最早开始埋葬死者的原始人。尼安德特人在大约4万年前消亡，当时正好是晚期智人在技术和文化上取得巨大进步的时期。

人类的扩张

人类从非洲向外部的扩张一共有几次，大部分发生在大约7万年前。人类在6万年前到达了遥远的澳洲。4万年前，人类开始在亚洲北部生活。这部分人类的后代在大约2万年前通过白令陆桥穿越了白令海峡到达北美洲。这之后，他们又迅速地将生活区域扩展到了中美洲和南美洲。

文明的诞生

1万到4万年前，欧洲、中东及北非地区生存着一群被称为"克罗马农人"的现代人类。大约3万年前，他们开始制造更好的工具。他们还能制造用于缝补衣物的针，以及用于打猎和捕鱼的长矛和鱼叉。科学家认为，他们已经可以利用语言来协调他们的打猎行动了。

然而，早在这之前，人类就已经开始创造艺术了，其中具有代表性的例子就是澳

走出非洲

智人在大约25万年前由其他原始人进化而来。关于这种进化的发生地点存在着极大的争议。有些生物学家认为，现代人类是在距今较近的时期才从非洲迁徙出来，并迅速取代世界各地其他与现代人类相似的原始人的。这种理论被称为"走出非洲假说"。另一派的学术观点则被称为"人类多地起源说"（见右下方"科学词汇"）。

然而，2003年发现的大量化石基本已经证明了"走出非洲假说"的正确性。这些从埃塞俄比亚的赫尔托发现的化石距今大约25万年，其中包括3个生物个体的头骨。

这3个头骨混合了现代人类和诸如海德堡人这类古老人种的身体特征。这些化石为现代人类出现的时间和地点提供了遗传学上的证据。现代人类是在非洲进化并最终从那里走向全世界的。这个观点目前被科学界普遍认可。

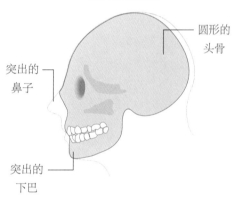

尼安德特人与欧洲血统的现代人在头骨形状上的对比。

洲原住民的石雕。之后出现的史前艺术包括在欧洲山洞岩壁上描绘鹿、马、野牛这类动物的壁画，以及用骨头、石头及陶土制成的雕塑。

大约1.1万年前，在中东生活的人类开始种植作物和驯养动物。这些人不再打猎，转而成为农夫。人类史上第一个城镇逐渐形成。之后人类社会又迅速地出现了很多进步，包括书写的出现。正如我们所知，文明正式开始了。

科学词汇

南方古猿： 在100万到450万年前生活在非洲南部的早期原始人群体。

原始人： 人科（Hominidae）的成员。现代人类也属于人科。

人类多地起源说： 一种关于人类起源的理论。该理论认为，现代人类是由在亚洲、欧洲和非洲等不同地区生存的原始人经历很多次进化产生的。这些原始人在更为久远的时期就已经离开了非洲。

尼安德特人： 早在35万年前就开始在欧洲、亚洲及地中海地区生活的早期原始人。

Books

Al-Khalili, Jim and McFadden, J. *Life on the Edge: The Coming of Age of Quantum Biology*. London: Black Swan, 2015.

Anders, M. *DNA, Genes, and Chromosomes (Genetics)*. Mankato, Mn: Capstone Press, 2019.

Brunelle, L. (ed). *Protists and Fungi*. Milwaukee, WI: Gareth Stevens Publishing, 2003.

Campbell, Neil A, Urry Lisa A, et el. *Biology: A Global Approach, Global Edition*. London: Pearson Education, 2017.

Dawkins, R. *The Blind Watchmaker: Why the Evidence of Evolution Reveals a Universe without Design*. New York: W. W. Norton, 1996.

Day, T. *Routes of Science: Genetics*. San Diego, CA: Blackbirch Press, 2004.

Howard, J. *Darwin: A Very Short Introduction*. New York: Oxford University Press, 2001.

Latham, D. *Ecology*. Chicago, IL: Heinemann-Raintree, 2009.

Llewellyn, C. *The Big Book of Bones*. New York: Peter Bedrick Books, 1998.

Loxton, D. *Evolution: How We and All Living Things Came to Be*. Toronto, CA: Kids Can Press, 2010.

Morgan, B. (ed). *Biomes Atlases*. Chicago, IL: Raintree, 2010.

Parker, S. *In Your Genes: Genetics and Reproduction*. Chicago, IL: Heinemann-Raintree, 2007.

Séquin, Margareta. *The Chemistry of Plants and Insects: Plants, Bugs, and Molecules*. London: Royal Society of Chemistry, 2017.

Sneddon, R. *Cells and Life: Cell Division and Genetics*. Chicago, IL: Heinemann library, 2002.

Ward, B. R. *Microscopic Life in Your Body*. North Mankato, MN: Smart Apple Media, 2004.